Mona El Derbawy
Saedia Abdel Hady Sayed El Ahl
Bahaa Eldeen Wade El Aswad

Imunodiagnóstico da esquistossomose mansónica

Epítopos antigénicos do extrato solúvel de cercárias normais e atenuadas no imunodiagnóstico da esquistossomose mansónica

ScienciaScripts

Imprint
Any brand names and product names mentioned in this book are subject to trademark, brand or patent protection and are trademarks or registered trademarks of their respective holders. The use of brand names, product names, common names, trade names, product descriptions etc. even without a particular marking in this work is in no way to be construed to mean that such names may be regarded as unrestricted in respect of trademark and brand protection legislation and could thus be used by anyone.

Cover image: www.ingimage.com

This book is a translation from the original published under ISBN 978-3-659-85492-7.

Publisher:
Sciencia Scripts
is a trademark of
Dodo Books Indian Ocean Ltd. and OmniScriptum S.R.L publishing group

120 High Road, East Finchley, London, N2 9ED, United Kingdom
Str. Armeneasca 28/1, office 1, Chisinau MD-2012, Republic of Moldova, Europe
Managing Directors: Ieva Konstantinova, Victoria Ursu
info@omniscriptum.com

Printed at: see last page
ISBN: 978-620-8-38085-4

Índice:

Agradecimentos

Antes de mais, louvores a ***ALLAH*** pela sua ajuda e generosidade e por me ter dado a força e a confiança para terminar este trabalho.

Gostaria de agradecer ao ***Prof. Dr. Sohir Mohamed Atif Ahmed***, Professor e Diretor do Departamento de Parasitologia da Faculdade de Medicina para Raparigas da Universidade Al-Azhar, pelo seu apoio contínuo.

Dr. Saedia Abdel Hady Sayed El-Ahl, Professora de Parasitologia da Faculdade de Medicina para Raparigas da Universidade de Al-Azhar, pela sua orientação na escolha, planeamento e sugestão científica para este trabalho e pela sua supervisão contínua, conselhos generosos e ideias infinitas para a realização deste trabalho.

Agradeço sinceramente ao ***Dr. Bahaa Eldeen Wade El-Aswad***, Professor de Parasitologia da Faculdade de Medicina da Universidade de Menoufiya, pela sua supervisão contínua, pela sua ajuda e cooperação sem fim na realização deste trabalho.

Estou também grata à ***Dra. Mona Abdel-Dayem Abd- Raboo***, Professora de Parasitologia, Faculdade de Medicina para Raparigas, Universidade de Al-Azhar, pelo seu contínuo encorajamento, apoio e comentários atenciosos.

Gostaria de apresentar os meus profundos agradecimentos à ***Dra. Eman Naser Hafez***, Professora de Parasitologia do Centro Nacional de Radiação, Investigação e Tecnologia (NCRRT), pela sua ajuda, apoio e orientação neste trabalho.

Dr. Eman Hussin Abdel-Rahman, Professor de Parasitologia, Instituto Nacional de Investigação, e ao ***Dr. Nagwa Ibrahim Toaleb***, Professor Assistente de Parasitologia, Instituto Nacional de Investigação, pela sua amável cooperação, valiosa ajuda e apoio.

Os meus agradecimentos são extensivos a todos os ***membros da*** minha ***equipa e*** aos ***meus colegas*** do Departamento de Parasitologia da Faculdade de Medicina para Raparigas da Universidade Al-Azhar, pelo seu apoio e ajuda.

As palavras de agradecimento não são suficientes para a minha família, especialmente para o meu querido marido, ***Dr. Mahmoud Elhosiny Abou Elmagd,*** para o meu adorável pai e para o meu querido filho, pelo seu apoio contínuo e fantástico.

Mona Mohammed El-Derbawy

Introdução

A esquistossomose, uma doença causada por vermes sanguíneos adultos do género *Schistosoma*, continua a ser um grave problema de saúde pública a nível mundial, infectando mais de 230 milhões das pessoas mais pobres do mundo em 77 países da Ásia tropical, África, América do Sul e Caraíbas. No entanto, as pessoas em maior risco de infeção encontram-se em 52 países **(King, 2009 e OMS, 2012).**

É provável que o diagnóstico da esquistossomose através da deteção de anticorpos específicos seja mais sensível do que o diagnóstico através das técnicas parasitológicas tradicionais. **Doenhoff *et al.* (2004)** sugerem que, de acordo com o atual estado da arte, não se pode presumir que as pessoas que são parasitologicamente negativas e/ou que têm antigénios circulantes negativos não estão infectadas. No entanto, os resultados positivos dos testes serológicos não provam necessariamente uma infeção, uma vez que técnicas imperfeitas e reacções cruzadas podem resultar em resultados falsos positivos. Uma positividade fraca pode ser difícil de interpretar; e também ocorrem reacções falso-negativas. Para incorporar o serodiagnóstico na prática laboratorial clínica de rotina, é necessário um teste serológico de fácil utilização, sensível e específico **(Doenhoff *et al.*, 2004)**

A utilização de antigénios solúveis de ovos de *S. mansoni* (SmSEA) em formatos de ensaio de imunoabsorção enzimática (ELISA) é frequentemente o método de diagnóstico de eleição nestas clínicas e esses imunoensaios também podem dar resultados significativos em áreas endémicas **(Chand *et al.*, 2010).** No entanto, o SmSEA é um produto relativamente dispendioso, exigindo para a sua produção a infeção de um número relativamente elevado de animais de laboratório (geralmente ratos ou hamsters), dos tecidos dos quais os ovos são isolados depois de as infecções se tornarem evidentes. Os testes de diagnóstico baseados na SmSEA não seriam, por conseguinte, ideais para serem aplicados em países tropicais com esquistossomose endémica, a maioria dos quais com poucos recursos. Com base na evidência de que grande parte dos anticorpos induzidos por infecções por *S. mansoni* é específica para epítopos glicânicos e que as moléculas de ovos e cercarias *de S. mansoni* têm muitos epítopos glicânicos em comum **(El-Aswad *et al.*, 2011 e Smith *et al.*, 2012),** o presente estudo começou a investigar se o antigénio cercarial solúvel *de S. mansoni* (sob a forma de antigénio bruto) pode substituir o SmSEA como alvo de anticorpos no imunodiagnóstico da esquistossomose.

A importância do desenvolvimento de novas ferramentas de diagnóstico adequadas aos requisitos em mudança dos programas de controlo está agora a tornar-se amplamente reconhecida, apesar de esta área de investigação ser frequentemente considerada menos importante do que outras, como o desenvolvimento de medicamentos e vacinas **(Boatin *et al.*, 2012).).** Recentemente, foram discutidos ensaios para substituir o SmSEA pelo antigénio da Cercária **(Chand *et al.*, 2010; El-Aswad *et al.*, 2011 e Smith *et al.*, 2012).**

Nas últimas décadas, a taxa de introdução do immunoblotting no repertório de ensaios para o serodiagnóstico de infecções parasitárias tem vindo a aumentar. Vários investigadores referiram a utilidade da análise de western blot (WB) para a diferenciação entre espécies de *Schistosoma* e para o reconhecimento do isótipo em crianças infectadas **(Tsang *et al.*, 1991; Noya *et al.*, 1995 e Valli *et al.*, 1999).**

Objetivo do estudo:

Os objectivos do presente trabalho foram avaliar a utilidade das cercárias *de S. mansoni*, normais ou irradiadas, para o diagnóstico da esquistossomose *mansónica* e identificar, caraterizar e avaliar o potencial imunodiagnóstico dos epítopos antigénicos expressos pelas cercárias *de S. mansoni* normais e irradiadas.

Capítulo 1

Antecedentes históricos

A esquistossomose é uma doença parasitária crónica causada por um verme trematódeo sanguíneo do género *Schistosoma*. Os antigos egípcios foram infectados com a doença há mais de 4000 anos **(El-Zayadi, 2004)**.

Um dos acontecimentos marcantes na história da esquistossomose ocorreu em 1851, quando **Theodor Maxmilian Bilharz**, um médico alemão que trabalhava na Faculdade de Medicina do Cairo, descobriu a fascíola nas veias mesentéricas de um rapaz egípcio post-mortem. Depois disso, descreveu dois tipos de óvulos do parasita; um com uma espinha terminal e outro com uma espinha lateral, que ele pensava serem os óvulos maduros e imaturos, respetivamente, que são produzidos pelas fêmeas dos vermes da mesma espécie **(Bilharz, 1852)**.

Bilharz descreveu a morfologia do parasita e as alterações patológicas por ele produzidas, e forneceu excelentes diagramas de um par de vermes chatos copulando, que ele chamou de Distomum *haematobium*, além de diagramas dos ovos. Nestes diagramas, descreveu *o Schistosomum mansoni*, que só voltou a ser mencionado em 1907, quando **Louis (Luigi) Westenra Sambon**, da London School of Tropical Medicine, lhe deu o nome em homenagem ao seu professor **Patrick Manson (Garcia, 2007)**.

Em **1864, Harley** utilizou o nome genérico Bilharzia para uma febre do sangue que ocorria na África do Sul. Em **1864**, tanto **Harely como Cobold** defendiam a opinião de que um molusco actuava como hospedeiro intermediário. Todos os trabalhadores não conseguiram descobrir o hospedeiro até que **Miyairi e Suzuki**, em **1913**, descobriram pela primeira vez que um molusco (*Katayama nosophora*) era o vetor do *Schistosoma japonicum* **(Shousha, 1949).**

Em **1908**, o médico brasileiro **Piraja da Silva** descobriu a esquistossomose no Brasil e, através do exame cuidadoso de vermes colhidos em necrópsias e exame de fezes, foi relatada uma descrição exacta da morfologia dos vermes e dos ovos **(Piraja, 1908).**

A controvérsia foi finalmente resolvida por **Leiper (1915-1918)**, quando demonstrou a presença de duas espécies de Bilharzia, *S. mansoni* e *S. haematobium*, que eram diferentes no que diz respeito à morfologia dos vermes adultos, ao tipo de óvulos, ao hospedeiro intermediário molusco e ao habitat humano **(Leiper, 1918).**

Em **1918, Mc-Donagh** introduziu o agente antibilharzial de antimónio, e a popularização do medicamento foi feita por **Christopherson, em 1918,** no Egito **(El-Zayadi, 2004)**.

A infeção por *Schistosoma* no novo mundo começou com o comércio de escravos africanos nas Américas durante os séculos 16th e 17th **(Garcia, 2007).**

Taxonomia

De acordo com **Schmidt *et al.* (2009)**, a posição taxonómica do *Schistosoma mansoni* é a seguinte

Reino: Animalia **(Limnaeus, 1758)**.
Filo: Platyhelminthes (**Gegenbaur, 1859**).
Classe: Trematoda (**Rubdolphi, 1808).**
Subclasse: Digenea (**carus, 1863**).
Superordem: Anepitheliocyctidia.
Ordem: Strigela.
Superfamília: Schistosomatidea (**Hanssal, 1926**).
Família: Schistosomatidae (**Loss, 1899**).
Género : *Schistosoma* (**Weinland, 1858**).
Espécies: *mansoni* **(Sambon, 1907)**.

Distribuição geográfica e epidemiologia

O género *Schistosoma* inclui várias espécies, cinco das quais afectam os seres humanos: *mansoni, japonicum, haemtobium, mekongi* e *intercalatum*. As três primeiras espécies são as mais amplamente distribuídas. O parasita afecta mais de 230 milhões das pessoas mais pobres do mundo em 77 países da Ásia tropical, África, América do Sul e Caraíbas. No entanto, as pessoas em maior risco de infeção encontram-se em 52 países (**Steinmann** ***et al.*****, 2006; King, 2009 e OMS, 2012).**

Distribuição de ***S. mansoni***

Steinmann ***et al.*** **(2006) e Davis, (2009)** registaram que *o Schistosoma mansoni* se encontra em 55 países, incluindo a Península Arábica, numerosos países do continente africano e das ilhas do Oceano Índico, Madagáscar, a maioria dos países da África Subsariana, Brasil, algumas ilhas das Caraíbas, Suriname e Venezuela **(Figura 1).**

No Egito, a distribuição da esquistossomose alterou-se nas últimas décadas, tendo *o S. mansoni* substituído o *S. haematobium* no delta do Nilo e estabelecido-se bem no Médio Egito, o que resultou numa diminuição acentuada da prevalência da infeção por *S. haematobium* com um aumento das taxas de infeção por *S. mansoni* **(Abel-wahab** ***et al.*****, 2000).**

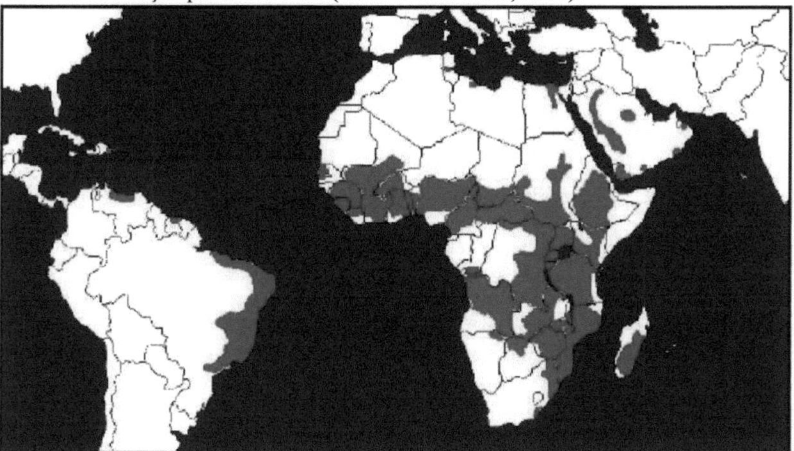

Figura (1): Distribuição geográfica do *S. mansoni* **(http://www.path. cam. ac.uk /~schisto /schistosoma/schisto distribution.html).** Acedido em 28/10/2014.

A esquistossomose *mansónica* é a doença parasitária endémica mais importante **(Nunn e Tapp, 2000).** Aproximadamente 70% das doenças hepáticas crónicas dos adultos e 35% das doenças hepáticas das crianças são devidas à esquistossomose **(El-Khoby** ***et al.*****, 2000).** Em 2007, cerca de 3% das populações rurais no Egito apresentaram ovos de *S. mansoni* nas fezes **(Bakr** ***et al.*****, 2007).**

No Egito, a taxa de prevalência da infeção por *S. mansoni* diminuiu de 32% em 1935 para 1,5% em 2006 e para 0,9% em 2007 (**Figura 2**) **(http://www.who.int/schistoomiasis/resources/EMROreportSchistosomia sis.pdf.2007).** Acedido em 12/11/2014.

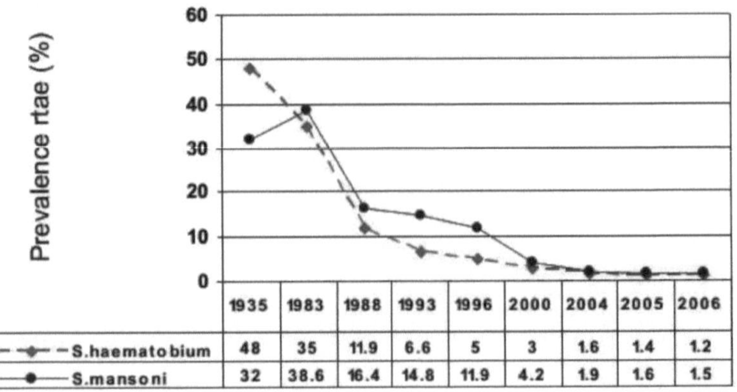

	1935	1983	1988	1993	1996	2000	2004	2005	2006
S.haematobium	48	35	11.9	6.6	5	3	1.6	1.4	1.2
S.mansoni	32	38.6	16.4	14.8	11.9	4.2	1.9	1.6	1.5

Figura (2): Prevalência de *S. mansoni* e *S. haematobium* no Egito durante o período de 1935-2006. **(http://www.who.int/schistoomiasis/resources/EMROreportSchistosomiasis.pdf.2007)**. Acedido em 12/11/2014.

Morfologia e ciclo de vida

Os esquistossomas ou vermes do sangue, que infectam o homem, não têm faringe muscular e produzem ovos não operculados. Cada fêmea fertilizada produz 300-3000 ovos por dia, dependendo da espécie, e os vermes adultos podem viver até 20-30 anos, embora a esperança média de vida seja provavelmente de cerca de 3-8 anos. A minhoca fêmea é mantida no canal ginecóforo do macho durante a cópula e a oviposição, e ambos os sexos têm ventosas orais e ventrais **(Braschi *et al.*, 2006).**

1- Verme adulto:

Os esquistossomas, ao contrário de outros trematódeos, são vermes longos e finos. O macho do *S. mansoni* tem aproximadamente 1 cm de comprimento (0,6-1,1 cm) e 0,1 cm de largura. É branco e tem uma ventosa oral em forma de funil na sua extremidade anterior, seguida de uma segunda ventosa pediculada. A parte externa do verme é composta por uma dupla camada, conhecida como membranocalyx, que é continuamente renovada como camada externa **(Braschi *et al.*, 2006).**

O tegumento apresenta um grande número de pequenos tubérculos. As ventosas têm pequenos espinhos na sua parte interna e nos botões que as rodeiam. O sistema genital masculino é composto por 6 a 9 testículos, situados dorsalmente. Existe um canal deferente que se inicia em cada testículo e que está ligado a um único deferente que se dilata num reservatório, a vesícula seminal, situada no início do canal ginacofórico. A cópula ocorre através da coaptação dos orifícios genitais masculino e feminino **(Bosompem *et al.*, 1998).**

A fêmea tem um corpo cilíndrico, mais comprido e mais fino do que o macho (1,2 a 1,6 cm de comprimento e 0,016 cm de largura). O parasita fêmea é mais escuro e tem um aspeto cinzento. A cor mais escura deve-se à presença de um pigmento (hemozoína) no seu tubo digestivo. Este pigmento é derivado da digestão do sangue. O ovário é alongado e ligeiramente lobulado e está localizado na metade anterior do corpo. Um oviduto curto conduz ao oótipo que continua com a trompa uterina. Nesta trompa é possível encontrar 1 a 2 ovos (raramente 3 a 4), mas apenas 1 ovo é observado no oótipo de cada vez. O poro genital abre-se ventralmente. Os dois terços posteriores do corpo contêm as glândulas vitelinas e o seu canal sinuoso, que se une ao oviduto um pouco antes de chegar ao oótipo **(Bosompem *et al.*, 1998).**

O tubo digestivo começa na extremidade anterior do verme, na base da ventosa oral. O tubo digestivo é composto por um ceco intestinal que se divide em dois ramos (direito e esquerdo) que se reúnem num único ceco cego (**Bosompem *et al.*, 1998**).

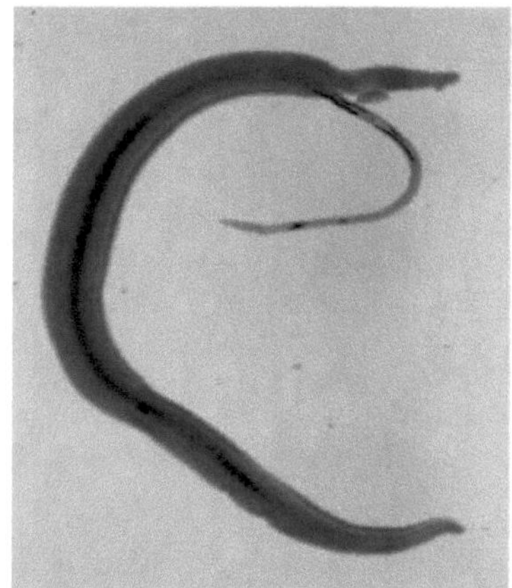

Figura (3): Cópula de *S. mansoni*.
(http://www.usca.edu/biogeo/zelmer/parasit/trema/). Acedido em 1-11-2014.

2- Ovo:

Os ovos de *Schistosoma mansoni* são grandes (114 a 180 mn de comprimento e 45-70 uni de largura), não operculados, redondos ou ovais, de casca transparente com uma espinha lateral proeminente perto da extremidade posterior. A extremidade anterior é cónica, ligeiramente curvada e contém um embrião.

Quando os ovos são excretados nas fezes, contêm um miracídio maduro que se desenvolve no interior do ovo num período de 16 dias. *O S. mansoni* produz 100-300 ou mais ovos com espinhos laterais por fêmea e por dia **(Garcia, 2007) (Figura 4).**

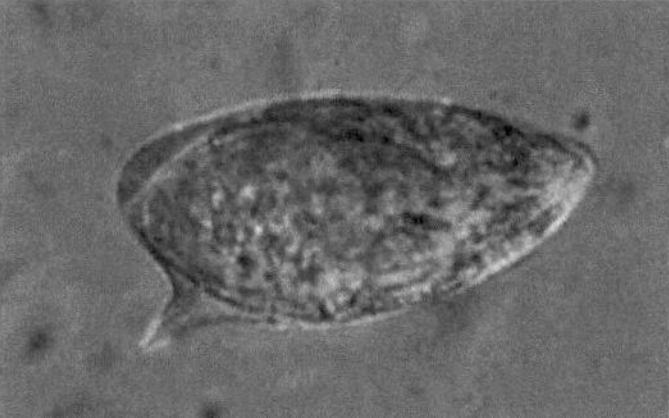

Figura (4): Ovo de *S. mansoni* **(Rai *et al.*, 1996).**

3- Miracdium:

Trata-se de uma larva de natação livre, de forma ovoide e com cerca de 160 mn de comprimento. Tem cílios dispostos em quatro filas de placas epidérmicas **(Figura 5).**

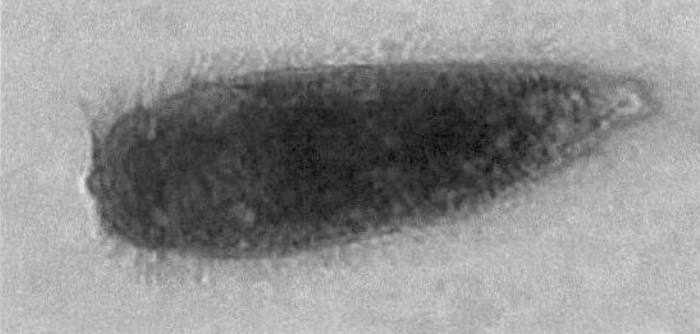

Figura (5): Miracídio de *S. mansoni*.
(http://www.infektionsbiologie.ch/seiten/modellparasiten/seiten/schistosoma/steckbrief schisto.html). Acedido em 12/11/2014.

Quando o ovo é libertado no ambiente, o miracídio eclode imediatamente e começa a nadar. Se por acaso nadar até um caracol do género *Biomphalaria*, entra no caracol e começa a sua primeira vida como parasita **(Gryseels *et al.*, 2006) (Figura 6).**

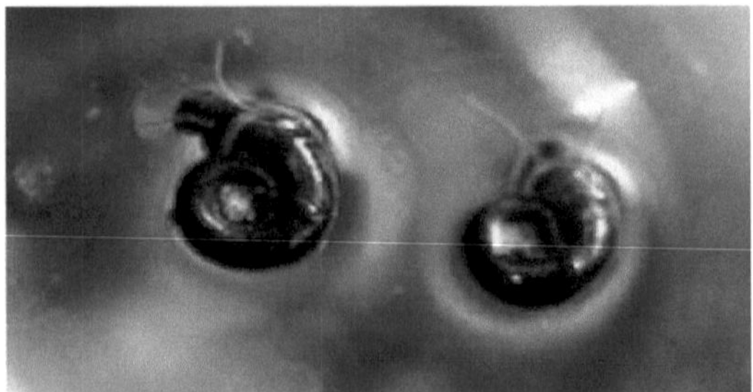

Figura (6): Género *Biomphlaria* **(http://www.infektionsbiologie.ch/seiten/modellparasiten/seiten/schistosoma /Steckbrief schisto.html4-sporocysts).** Acedido em 12/11/2014.

4- Esporocisto:

O esporocisto é um estágio larval secundário em forma de saco. O miracídio se transforma em um esporocisto primário (mãe). As células germinativas dentro do esporocisto primário começam a dividir-se para produzir esporocistos secundários (filhas), que migram para o hepatopâncreas do caracol, onde as células germinativas dentro do esporocisto secundário começam a dividir-se novamente, produzindo milhares de novos parasitas, conhecidos como cercárias, que são as larvas capazes de infetar mamíferos **(Garcia, 2007).**

5- Cercaria:

As cercárias são organismos unissexuais semelhantes a peixes, com uma cabeça em forma de pera e uma longa cauda bifurcada na extremidade, medindo 400-600 um de comprimento. O tegumento está coberto por uma membrana plasmática trilaminar e, na superfície exterior, por um glicocálix. Está equipado com espinhos e papilas sensoriais **(Gryseels *et al.*, 2006) (Figura 7).**

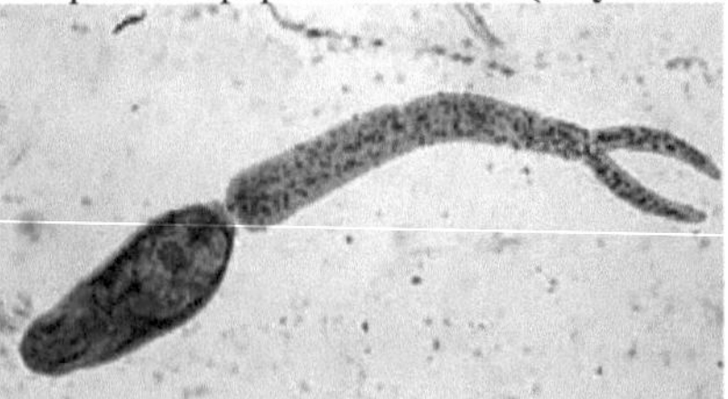

Figura (7): *Schistosoma* cercaria **(http://www.nhm.ac.uk/nature-online/species-of-the-day/scientific-advances/disease/schistosoma-mansoni/lifecycle/index.html).** Acedido em 12/11/2014.

6- Schistosomulum:

Trata-se de uma cercária sem cauda. Após a penetração, a cabeça da cercária transforma-se numa larva endoparasitária, o schistosomulum **(Gryseels *et al.*, 2006) (Figura 8).**

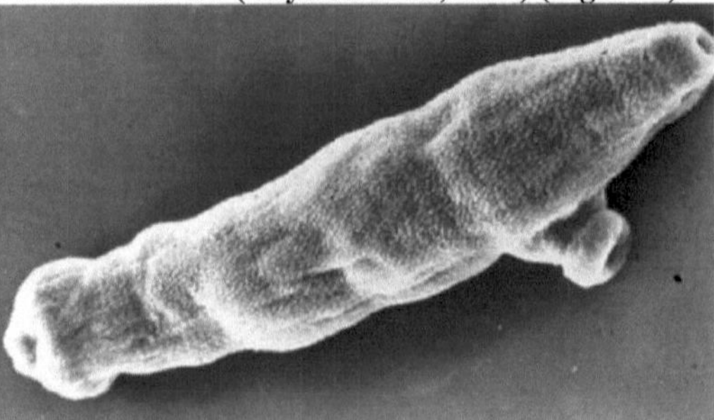

Figura (8): Schistosomulum.

(http://www.path.cam.ac.uk/~schisto/schistosoma/schisto lifecycle schistos omula.html). Acedido em 12/11/2014.

Ciclo de vida:

O Schistosoma tem um ciclo de vida complexo que consiste tanto em formas de vida livre como em formas parasitárias. Após a passagem de um vertebrado, os ovos que chegam à água doce eclodem e produzem miracídios, que nadam por movimento ciliar para localizar e penetrar num caracol hospedeiro adequado. Após a entrada no caracol, os miracídios sofrem uma conversão dramática de desenvolvimento, resultando na produção de esporocistos primários e secundários, que têm a capacidade de gerar milhares de cercárias. As cercárias são então libertadas do caracol para a água doce, onde podem penetrar na epiderme de um hospedeiro vertebrado **(Collins III *et al.*, 2011).**

Após o contacto com a pele humana, as cercárias são estimuladas pelos lípidos da superfície da pele para iniciar a penetração. A penetração inicial envolve a entrada mecânica na camada superficial e cornificada da pele, que apresenta poucas barreiras no ambiente aquático **(Knudsen *et al.*, 2005).**

Essas cercárias (agora chamadas de esquistossômulos) entram no sistema circulatório do hospedeiro, eventualmente migrando para o fígado, onde se alimentam de sangue e se desenvolvem até a idade adulta como vermes machos ou fêmeas. Os vermes com sexos separados formam pares, começam a reproduzir-se e completam o ciclo de vida pondo ovos que são transmitidos através da urina ou das fezes, dependendo da espécie de esquistossoma (**Collins III *et al.*, 2011**).

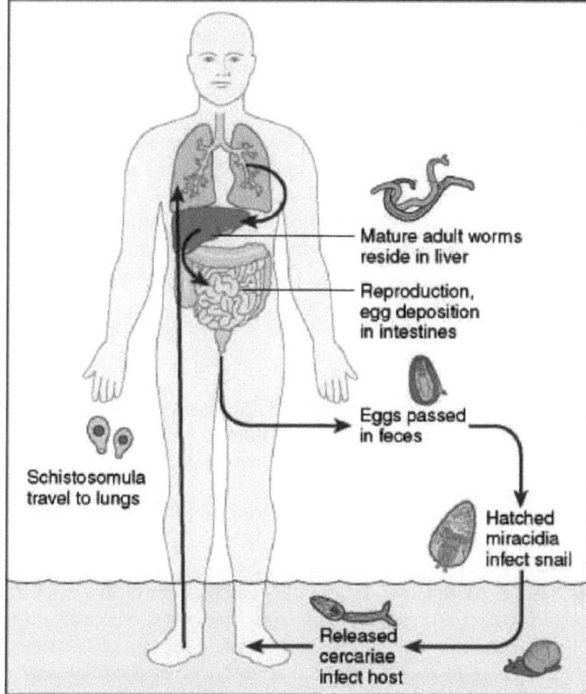

Figura (9): Ciclo de vida do *S. mansoni* **(Jeffrey, 2013).**

Patogénese e quadro clínico

A patologia da doença caracteriza-se por ter duas fases; aguda e crónica que estão dependentes da fase de vida do parasita (**Oliveira *et al.*, 2008**).

1- Manifestações precoces

Erupção cutânea (dermatite cercária, comichão do nadador)

Todas as cercárias de espécies de *Schistosoma* que afectam o ser humano podem causar dermatite cercariana, enquanto as de esquistossomas não humanos podem causar dermatite pruriginosa intensa no hospedeiro reinfectado (**Davis, 2009**).

Pode surgir uma erupção maculopapular, compreendendo lesões eritematosas discretas em relevo que variam em tamanho de 1-3 cm, no local da penetração percutânea por cercárias de esquistossoma. Os migrantes ou turistas infectados pela primeira vez podem desenvolver uma reação cutânea em poucas horas, embora possa aparecer uma erupção cutânea até uma semana mais tarde. Trata-se de uma reação menos grave do que a "comichão dos nadadores", que não é uma sequela da esquistossomose aguda, mas sim uma reação imunitária que se desenvolve em pessoas sensibilizadas quando são reinfectadas por espécies de esquistossomas que não infectam os seres humanos (**Gray *et al*., 2011**).

2- Esquistossomose aguda (síndrome de Katayama)

Os sintomas da esquistossomose aguda são mediados pelo complexo imunitário e começam normalmente com a deposição de ovos de esquistossoma nos tecidos do hospedeiro. Os sintomas podem incluir febre, mal-estar, mialgia, fadiga, tosse não produtiva, diarreia (com ou sem a presença de sangue) e dor no quadrante superior direito. A esquistossomose aguda é observada em pessoas que são infectadas pela primeira vez quando viajam para áreas endémicas (**Gray *et al*., 2011**).

Algumas pessoas podem também desenvolver uma reação de hipersensibilidade à deposição inicial de ovos, sob a forma de urticária, prurido generalizado, edema facial, placas eritematosas ou lesões purpúricas. A pneumonite esquistossomótica foi registada em até 70% das pessoas infectadas, causada pela migração da esquistossomose para os pulmões, e está associada a tosse, febre, pode haver hemoptise e eosinifolia elevada, que pode atingir 50% da contagem leucocitária total **(Ross *et al*., 2002*)*.**

Durante a doença aguda, existe um nível mensurável de fator de necrose tumoral (TNF-a) no plasma e as células mononucleares do sangue periférico (PBMNCs) produzem grandes quantidades de TNF-a, interleucina-1 (IL-1) e IL-6 **(De Jesus *et al*., 2002).**

Os achados laboratoriais incluem leucocitose até 50 000 por gL, com eosinofilia pronunciada (tipicamente, 20-30% até 70%), aumento das gamaglobulinas séricas, um aumento da taxa de sedimentação e, possivelmente, infiltrados intersticiais na radiografia torácica (**Alnassir e King, 2009**).

O diagnóstico diferencial inclui gastroenterite, hepatite A, B e C, VIH, salmonelose e infeção do trato urinário **(Gray *et al*., 2011).**

3- Esquistossomose crónica

A esquistossomose crónica é classificada em: formas intestinais ligeiras, hepatointestinais e hepatoesplénicas graves. Os doentes com a forma intestinal ligeira constituem > 90% da população infetada. Normalmente, têm uma carga ligeira de vermes e podem ser assintomáticos ou ter dores abdominais, diarreia transitória e fezes com sangue **(Gray *et al*., 2011).**

As infecções patentes por esquistossomas estão associadas a respostas inflamatórias locais crónicas aos ovos de esquistossomas aprisionados nos tecidos do hospedeiro, que podem levar a doença intestinal, inflamação hepatoesplénica e fibrose hepática. Estudos imunopatológicos demonstraram que a esquistossomose resulta da resposta imunitária do hospedeiro aos ovos de esquistossoma e da reação granulomatosa evocada pelos antigénios que estes secretam. Os granulomas, que se desenvolvem nos locais de máxima acumulação de ovos, destroem os ovos mas resultam em fibrose nos tecidos do hospedeiro. A formação de granulomas e a resposta inflamatória local mediada por linfócitos T-helper-2 CD4+ ajudam a facilitar a passagem dos ovos para o lúmen do intestino **(Gray *et al*., 2011).**

A formação de granuloma induzida pelo ovo é uma reação de hipersensibilidade de tipo retardado (DTH ou Hipersensibilidade de Tipo IV) e, embora acabe por resultar em patologia grave, parece ser uma resposta protetora necessária do hospedeiro contra os componentes hepatotóxicos do antigénio solúvel do ovo (SEA), segregado pelo ovo aprisionado. O granuloma que se forma à volta do ovo é constituído principalmente por vários tipos diferentes de células imunitárias, incluindo linfócitos T e B, macrófagos, células gigantes, células epitelóides, mastócitos, plasmócitos, fibroblastos e eosinófilos. Todas estas células desempenham um papel importante na formação do granuloma, uma vez que interagem entre si de uma forma altamente complexa, tanto através de interações diretas entre células, como, mais frequentemente, através da interação de uma grande variedade de mensageiros químicos de citocinas. É importante notar que estas respostas celulares são processos dinâmicos e que diferentes respostas celulares são importantes em diferentes fases da formação do granuloma **(Hogaboam *et al.*, 2008).**

Embora a resposta granulomatosa Th2 induzida pelo ovo seja necessária para a sobrevivência do hospedeiro, a resposta Th2 é altamente destrutiva para os tecidos, em parte devido à formação de cicatrizes fibróticas em torno destes granulomas. Mais recentemente, foi demonstrado que as células T produtoras de IL-17 (Th17) também contribuem para a gravidade da resposta granulomatosa induzida pelo ovo (**Hogaboam *et al.*, 2008**).

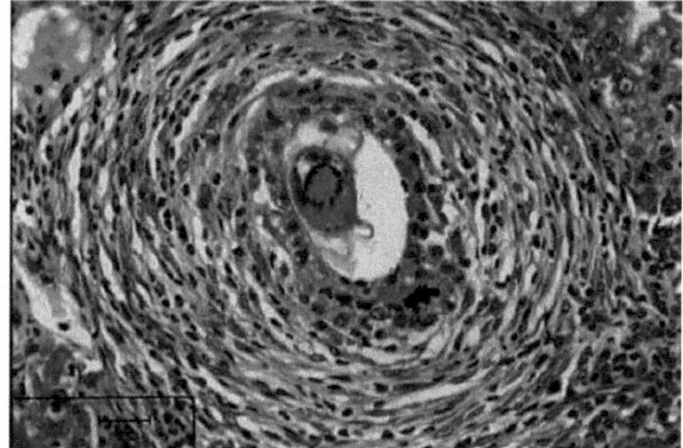

Figura (10): Granuloma à volta de um ovo *de Schistosoma* **(Gray *et al.*, 2011).**

4- Doença gastrointestinal e hepática *por Schistosoma*

Os ovos retidos na parede intestinal induzem inflamação, hiperplasia, ulceração, formação de microabscessos e polipose. Os sintomas da doença gastrointestinal incluem dor hipogástrica com cólicas ou dor na fossa ilíaca esquerda, diarreia (sobretudo nas crianças) que pode alternar com obstipação e hematoquezia (sangue nas fezes). A doença intestinal crónica grave pode resultar em estenose do cólon ou do reto. A polipose do cólon pode manifestar-se como uma enteropatia perdedora de proteínas. Uma massa inflamatória no cólon pode mesmo simular um cancro **(Gray *et al.*, 2011).**

Os ovos de *S. mansoni* embolizam para o fígado, onde a resposta inflamatória granulomatosa induz uma inflamação pré-sinusoidal e uma fibrose periportal ou em forma de tubo de argila, que estão associadas a uma infeção intensa e sustentada e podem levar muitos anos a desenvolver-se. A hepatomegalia, secundária à inflamação granulomatosa, ocorre precocemente na evolução da doença crónica. Os depósitos de colagénio periportal conduzem à obstrução progressiva do fluxo sanguíneo, à hipertensão portal e, por fim, a varizes, hemorragia varicosa, esplenomegalia e hiperesplenismo. A fibrose periportal pode ser observada na ecografia, na tomografia computorizada ou na ressonância magnética e é caraterística da esquistossomose **(Gray *et al.*, 2011).**

Leite *et al.* (2013) referiram que a esquistossomose hepatoesplénica se refere à principal complicação da infeção crónica por *S. mansoni, S. japonicum e S. mekongi*, a hipertensão portal esquistossomótica. Os autores acrescentaram que a esquistossomose hepatoesplénica está geralmente, mas não invariavelmente, associada ao aumento do fígado e do baço, podendo ocorrer hepatoesplenomegalia reversível em infecções precoces não complicadas pelo desenvolvimento de hipertensão portal.

5- Outras manifestações e complicações da esquistossomose

À medida que a hipertensão portal pré-sinusoidal se desenvolve, fomenta o desenvolvimento de vasos colaterais portossistémicos que permitem que os ovos de esquistossoma embolizem para a circulação pulmonar, criando uma reação inflamatória com formação de granuloma que induz hipertensão pulmonar e cor pulmonale. A esquistossomose do SNC (sistema nervoso central) pode desenvolver-se devido à migração aberrante do verme ou à deposição de ovos. Uma apresentação com convulsões focais ou generalizadas pode ocorrer com *S. mansoni*, mas a mielite transversa é a manifestação neurológica mais comum da infeção por esta espécie. A proteinúria pode ser encontrada em 20-25% dos casos de *S. mansoni* com doença hepatoesplénica. Além disso, uma forma distinta de glomerulopatia está associada à infeção crónica *por S. mansoni* **(Alnassir e King, 2009).**

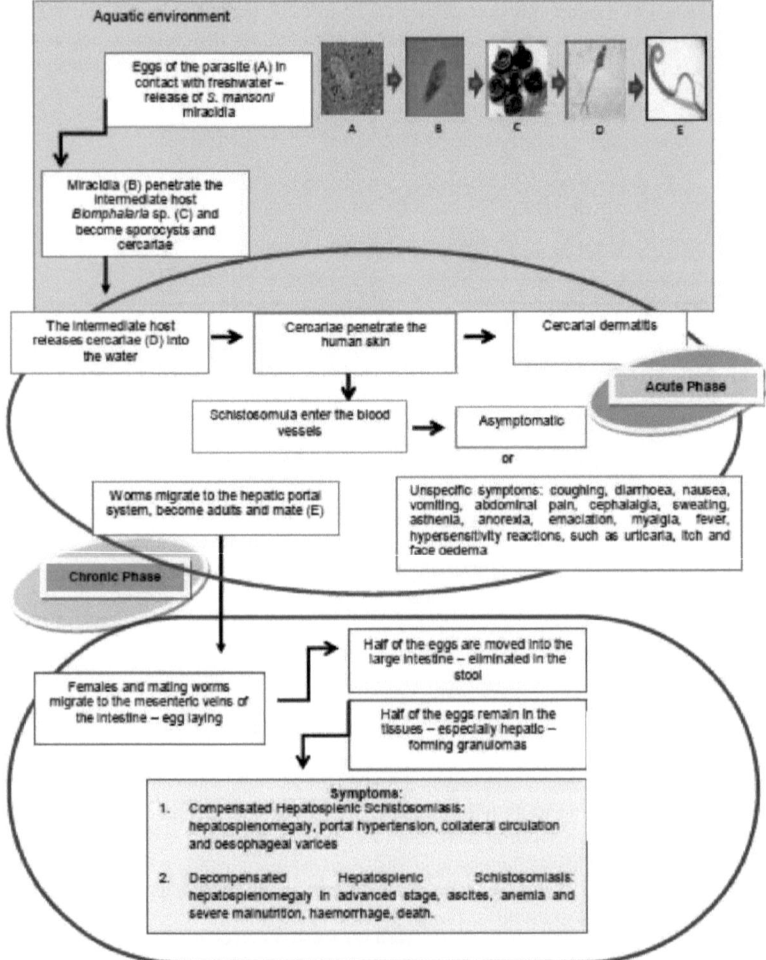

Figura (11): Ciclo de vida e patogénese da esquistossomose **(Gray *et al.*, 2011).**

Resposta imunológica ao *Schistosoma mansoni*

Existem pelo menos três aspectos distintos da complexa interação imunológica entre o homem e o *S. mansoni*. O primeiro é a evasão imunológica, que permite que os parasitas em desenvolvimento e os vermes adultos sobrevivam na vasculatura humana durante muitos anos através de um processo de mimetismo antigénico, rodeando-se de glóbulos vermelhos (RBCs) **(Maizels e Bundy, 1993)**.

A segunda é a complexa reação imunológica do hospedeiro aos ovos do parasita, que é importante para o transporte dos ovos, induz a maior parte da patologia clínica e é o alvo das respostas moduladoras do hospedeiro que tentam destruir os óvulos aprisionados e, ao mesmo tempo, minimizar os danos secundários nos tecidos (**Hirsh *et al.*, 1997**).

Finalmente, os seres humanos cronicamente infectados com esquistossomas parecem desenvolver uma resistência parcial adquirida a novas invasões por esquistossomas (**Butterworth *et al.*, 1992**).

Forrester e Pearce, (2006) referiram que as interações imunitárias entre os esquistossomas e os seus hospedeiros são muito complexas; têm de ser identificados muitos mecanismos potenciais de efectores do hospedeiro.

-A imunidade protetora contra a esquistossomose inclui;

I - Imunidade inata

A imunidade inata ou natural refere-se a qualquer resistência inata que está presente na primeira vez que um agente patogénico é encontrado e não necessita de exposição prévia ao agente patogénico. Os componentes do sistema inato caracterizam-se por se expressarem continuamente ao longo da vida, pelo que não variam durante a vida de um indivíduo **(Parslow e Bainton, 1997)**.

O sistema imunitário inato desempenha um papel vital na iniciação e regulação das respostas imunitárias, incluindo as respostas imunitárias adaptativas. As células especializadas do sistema imunitário inato evoluíram para reconhecer e ligar-se a padrões moleculares comuns encontrados apenas em microrganismos **(Osman, 2008).**

Mecanismo da imunidade inata na esquistossomose

1- Barreira cutânea

A pele humana parece ser um local crítico no qual ocorrem os eventos iniciais da interação entre o hospedeiro e o parasita e onde se inicia a resposta imunitária. A primeira barreira defensiva do hospedeiro contra a infeção por *Schistosoma* é a pele, o que pode ser atribuído à morte da cercaria durante a penetração da pele até à exaustão de algum material reservatório, e outra possibilidade é que uma substância tóxica possa estar presente na epiderme **(Clegg e Smithers, 1970).**

Durante as primeiras 30 horas após a exposição, ocorre uma extensa infiltração de neutrófilos e linfócitos que, no segundo dia, é aumentada pelo influxo de eosinófilos. As células infiltradas matam as cercárias de penetração **(Mahmoud, 1996)**.

Mc Kerrow *et al.* (1991) provaram que a penetração dos cercárias através da membrana basal e da substância intercelular da pele é conseguida através de uma combinação da atividade muscular da larva e da libertação de uma variedade de enzimas líticas no local de contacto com a pele.

2- Factores cercários na imunidade natural

Após a penetração na pele, as cercárias podem ser confrontadas com a segunda linha de defesa que é o fator cercaricida presente no soro normal de certos animais que mata as cercárias sem formação de membrana ou precipitados e causa resistência ou baixa suscetibilidade à infeção por *Schistosoma* **(James *et al.*, 1983)**.

3- Mecanismo celular

Há outro mecanismo de defesa contra a esquistossomose que é o mecanismo celular pelo qual os hospedeiros anormais impedem a migração e o desenvolvimento da esquistossomose. Trata-se de uma resposta inflamatória não específica e os mastócitos participam da resistência inata dos camundongos ao *S. mansoni* **(Garken *et al.*, 1990).**

II- Imunidade concomitante

A imunidade concomitante é uma situação em que o hospedeiro é resistente à reinfeção, embora seja incapaz de eliminar a carga persistente de vermes adultos **(Bradly e McCallough, 1973).**

Na esquistossomose, esta situação pode ser explicada pela especificidade dos estádios, em que os vermes adultos da infeção inicial estimulam um mecanismo efector que mata os esquistossomas invasores, mas não reconhece os estádios adultos, pelo que estes representam a principal fonte de estímulos antigénicos. Não são totalmente afectados pela resposta citotóxica que esta suscita, e as esquistossomolas, que perdem rapidamente a sua suscetibilidade ao ataque imunitário, parecem ser, durante a reinfeção, o alvo privilegiado da via efectora **(Dessein *et al.*, 1981).**

O envolvimento de vários componentes imunológicos na imunidade concomitante em ratinhos infectados é sugerido por várias observações: os ratinhos geneticamente deficientes na função dos macrófagos apresentam um nível de imunidade fraco, apesar da formação normal de granulomas no fígado **(James e Cheever, 1985).**

III- Imunidade adquirida:

A resposta imunitária inclui normalmente tanto a imunidade humoral como a imunidade mediada por células. O sistema imunitário está constantemente a criar novas células e moléculas e a eliminar as que estão demasiado velhas ou que não são de grande utilidade. Metadinâmica é o nome dado a esta produção contínua, recrutamento e morte de células e moléculas imunitárias **(Osman, 2008).**

A invasão e o desenvolvimento dos esquistossomas estão associados a fases imunopatológicas distintas que são mediadas pela resposta imunitária humoral e mediada por células **(Hussein *et al.*, 2005).**

1- Respostas imunitárias humorais:

O envolvimento dos anticorpos na imunidade protetora foi demonstrado precocemente através da transferência passiva de resistência a ratinhos naïves utilizando soro de ratinhos vacinados. A capacidade de proteção é limitada aos soros obtidos de ratos vacinados e são igualmente eficazes por administração intravenosa, intraperitoneal ou por injeção subcutânea **(Delgado e Mclaren, 1990).**

A transferência bem sucedida da resistência levou a uma análise mais aprofundada da resposta imunitária humoral em ratinhos vacinados. Os anticorpos específicos do parasita são detectados logo duas semanas após a vacinação e o seu nível atinge um pico às 56 semanas, diminuindo depois gradualmente. São ainda detectáveis 15 semanas após a vacinação **(Richter *et al.*, 1995).**

Os títulos de anticorpos são aumentados após uma infeção de desafio com cercárias naïve ou por vacinação repetida com cercárias irradiadas **(Lewis *et al.*, 1987 e Richter *et al.*, 1993).**

Foram relatados títulos elevados de anticorpos IgA contra SEA e a proteína solúvel de antigénios de vermes (SWAP) em doentes bilharziais que não foram reinfectados após a cura terapêutica com praziquantel. O anticorpo IgA pode participar na resposta imunitária protetora contra a esquistossomose e os anticorpos IgA contra o esquistossoma aumentaram após a deposição de ovos **(Poulain-Godefroy *et al.*, 1996).**

Os animais infectados com *Schistosoma mansoni* desenvolveram respostas significativas de anticorpos IgG e IgA, que aumentaram após a deposição de ovos. Estes resultados sugerem uma relação entre a deposição de ovos e a indução da resposta de anticorpos IgA contra a esquistossomose **(Abd El-Aal *et al.*, 2005).**

Os anticorpos desempenham um papel essencial em vários mecanismos efectores ou reguladores, de acordo com os seus isótipos. O anticorpo IgG é importante para a imunidade antiparasitária como opsonina e activando o complemento na superfície do parasita **(Murray, 2005).**

2-Respostas imunitárias celulares:

Os linfócitos T citotóxicos são ineficazes para matar a esquistossomose. Em contrapartida, o schistosomulum é altamente suscetível de ser morto por uma série de reacções de citotoxicidade mediada por células dependentes de anticorpos (ADCC) e também por macrófagos activados. As reacções ADCC eficazes são mediadas por macrófagos, plaquetas, eosinófilos e possivelmente neutrófilos **(Butterworth *et al.*, 1992).**

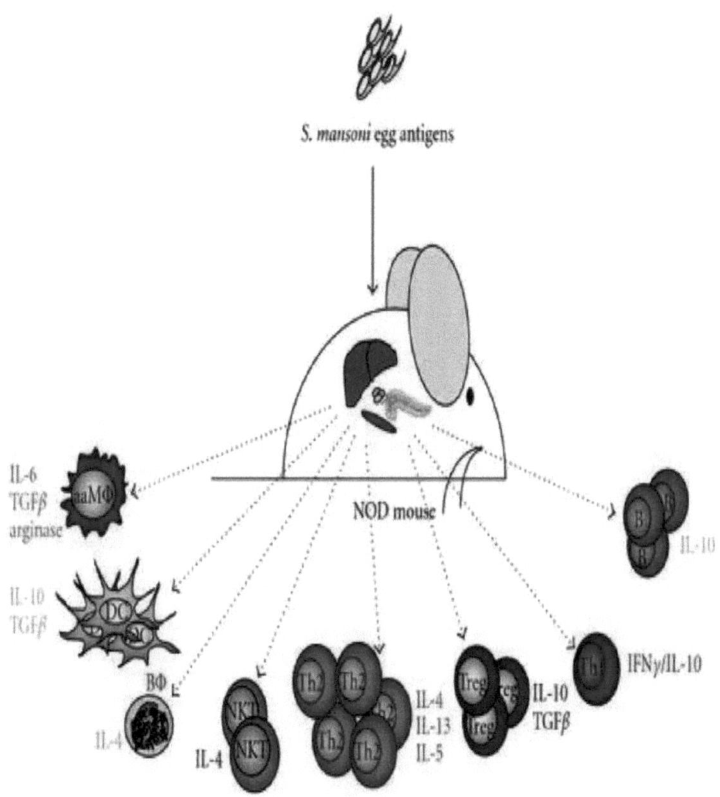

Figura (12): A resposta imunitária celular aos antigénios dos ovos de S. mansoni. (http://www.hindawi.com/journals/bmri/2010/795210/fig7/) . Acedido em 21/5/2015.

Diagnóstico da Schistosomíase

O diagnóstico da esquistossomose depende de provas históricas de contacto com água infetada, do quadro clínico e de investigações laboratoriais. Existem duas abordagens diferentes conhecidas para o diagnóstico de infecções parasitárias, a direta (deteção de óvulos parasitas nas fezes e na urina) e a indireta (baseada em métodos imunológicos), como a medição da resposta imunitária (anticorpos) a determinados antigénios parasitas e/ou a deteção de antigénios parasitas circulantes **(Bruschi e Castagna, 2004).**

I- Métodos parasitológicos

A deteção parasitológica de ovos *de Schistosoma* é a pedra angular do diagnóstico da esquistossomose nas áreas endémicas. No entanto, uma diminuição da sensibilidade em áreas de baixa endemicidade (LEAs) compromete a estimativa da esquistossomose **(Marta *et al.*, 2013).**

A sensibilidade e a exatidão dos métodos parasoitológicos podem ser melhoradas aumentando a dimensão e/ou o número de amostras examinadas, melhorando a formação do pessoal e recorrendo à biopsia de tecidos, o que, naturalmente, aumenta os custos. Os erros devidos à baixa sensibilidade no diagnóstico serão exacerbados quando as intensidades de infeção forem baixas, como em zonas de baixa prevalência, em indivíduos com infecções em fase inicial ou tardia e após a introdução de medidas de controlo que sejam eficazes na redução da transmissão **(Doenhoff *et al.*, 2004).**

1. Exame das fezes:

A microscopia tem uma especificidade de 100% em mãos experientes, mas com sensibilidade variável. O exame microscópico das excreções continua a ser o padrão de ouro para o diagnóstico da esquistossomose. Os ovos são fáceis de detetar e identificar devido ao seu tamanho, forma, espinha lateral e ao miracídio vivo (em amostras frescas) com cílios móveis e células excretoras pulsantes **(Gryseels *et al.*, 2006).**

O método Kato-Katz é o método padrão recomendado pela OMS para o diagnóstico qualitativo e quantitativo da esquistossomose intestinal, porque permite a quantificação das infecções através da contagem de ovos, geralmente expressa em número de ovos por gm de fezes **(McCarthy *et al.*, 2012).**

Uma vez que a passagem de ovos não viáveis pode continuar durante algum tempo em doentes com infecções tratadas ou remotas, também é necessário efetuar um teste de viabilidade dos ovos para demonstrar a existência de uma infeção ativa. A deteção de miracídios móveis em ovos eclodidos em água doce confirma a viabilidade dos ovos **(Bica *et al.*, 2000).**

Os óvulos de esquistossoma podem ser observados em fezes concentradas em formol-éter e em amostras de biopsia (biopsia rectal ou hepática ou tecido removido cirurgicamente) **(Davis, 2009).**

2. Biópsia da mucosa rectal:

A biopsia da mucosa rectal é mais sensível do que a deteção de ovos nas fezes para o diagnóstico da esquistossomose, especialmente quando se utiliza a técnica de esmagamento **(Abdel-Hafez e Bolbol, 1992)**. A técnica de esmagamento permite a avaliação da espécie e a determinação da viabilidade dos ovos, observando atentamente o miracídio para detetar a atividade das células em chama, que parecem bater ativamente em vida. Os ovos também podem ser recuperados por digestão em KOH (hidróxido de potássio) a 4% a 37 °c durante 6 a 18 horas e exame do sedimento **(Garcia, 2007).**

II. Métodos imunológicos de diagnóstico:

Vários grupos de investigadores têm procurado desenvolver métodos de diagnóstico imunológico que apresentem uma elevada especificidade e sensibilidade. As técnicas disponíveis são numerosas, mas nenhuma delas satisfaz completamente os requisitos de uma "técnica ideal", que deve preencher os seguintes critérios: a utilização de um reagente único, depender de equipamento simples, de baixo custo e ser fácil de realizar no terreno **(Rabello, 1997).**

As técnicas de imunodiagnóstico têm uma elevada sensibilidade, são fáceis de executar e constituem um excelente instrumento epidemiológico para o rastreio de populações-alvo em áreas endémicas de esquistossoma. Estes ensaios também são úteis para a vigilância da cura após a quimioterapia e para o controlo periódico da transmissão da infeção depois de esta ter sido eliminada numa área **(Zhu, 2005).**

Uma das dificuldades iniciais no desenvolvimento de um teste para o diagnóstico da esquistossomose é a escolha de um antigénio adequado. São vários os factores que influenciam esta escolha, como a facilidade de produtividade, a elevada estabilidade no armazenamento das amostras, a imunogenicidade, a especificidade e a capacidade de ser incorporado em plataformas de teste de baixo custo **(Fonseca *et al.*, 2012).**

1. Deteção de anticorpos específicos:

É provável que o diagnóstico da esquistossomose através da deteção de anticorpos específicos seja mais sensível do que o diagnóstico através das técnicas parasitológicas tradicionais **(Knudsen *et al.*, 2005).**

Estes ensaios são importantes para o diagnóstico em viajantes, migrantes e outras pessoas ocasionalmente expostas. Podem também ser úteis para estudos de incidência em crianças e em contextos de baixa transmissão ou pós-controlo **(Gryseels *et al.*, 2006).**

Inclui:

a- O teste da precipitina circunoval (COPT):

Esta foi descrita pela primeira vez por **Oliver-Gonzalez (1954)** como uma reação antigénio-anticorpo. Depende da formação de um precipitado à volta dos ovos imersos em diluições de soros de pessoas infectadas. O precipitado é um complexo antigénio-anticorpo (Ag-Ab) formado por secreções e excreções dos miracídios vivos nos ovos e o Ab específico no soro.

Apesar da elevada sensibilidade e especificidade desse teste, e da sua correlação com a oviposição, continuou a ser apenas um teste de diagnóstico confirmatório, uma vez que é um teste dispendioso **(Noya *et al.*, 2002)**, para além de ser complicado e demorado e de exigir microscopia, o que limita a sua ampla aplicação em áreas endémicas **(Zhu, 2005).**

b- Reação Circarial de Hullen:

Neste teste, as cercárias ou cercárias liofilizadas de esquistossomas são utilizadas como antigénio e, se os anticorpos específicos estiverem presentes numa amostra de soro, uma reação positiva aparece no microscópio como áreas de precipitação à volta das cercárias **(Zhu, 2005).**

c- Teste de fixação do complemento (CFT):

É altamente específico, mas não dá resultados positivos em soros de crianças ou de doentes com infeção antiga. É particularmente valioso em casos suspeitos de esquistossomose, uma vez que se torna positivo durante a última parte do período de incubação, antes de os ovos serem produzidos **(Beaver *et al.*, 1984).**

d- Contra-imunoeletroforese (CIEP):

É um teste que utiliza o antigénio solúvel do ovo de *S. mansoni*. É sensível e específico como o COPT no diagnóstico da infeção por *S. mansoni*, especialmente nos casos complicados, sem resultados falsos positivos e consome menos tempo do que o COPT, uma vez que demora apenas cerca de uma hora a obter o resultado final **(Abdel-Magied *et al.*, 1984).**

e- Teste de hemaglutinação indireta (IHAT):

Trata-se de um teste simples e rápido, que é aplicado no diagnóstico comunitário e no rastreio de pessoas que são objeto de quimioterapia **(Zhu, 2005).**

O teste de hemaglutinação indireta e o ELISA foram avaliados no serodiagnóstico da esquistossomose utilizando o antigénio adulto e o antigénio cercariano. O IHAT tem uma sensibilidade mais elevada que aumenta com a evolução do estado clínico da doença se for utilizado o antigénio do verme adulto. **El-Ganayni e Yossef, (1992)** referiram que a IHAT com o antigénio adulto era mais sensível do que com o antigénio cercariano, enquanto o ELISA era menos sensível utilizando os antigénios cercariano e adulto.

f- Teste de anticorpos imunofluorescentes indirectos (IIFAT):

Detecta IgM Abs ao Ag intestinal *de S. mansoni*, que é um teste de diagnóstico útil para estudos epidemiológicos em áreas pouco endémicas devido à sua elevada sensibilidade e à sua capacidade de diagnosticar a esquistossomose numa fase muito precoce após a infeção **(Kanamura *et al.*, 2002).**

Tarp *et al.* (2000) avaliaram o IIfAT para o diagnóstico da esquistossomose em viajantes não imunes e imigrantes de áreas endémicas. Foram utilizados dois tipos de antigénios de esquistossoma na imunofluorescência: o antigénio associado ao intestino (GAA) e o antigénio de superfície da esquistossomose denominado antigénio ligado à membrana (MBA). Em áreas não endémicas, o GAA é um marcador sensível de infeção aguda com esquistossomose, ao passo que, em doentes de áreas endémicas, a demonstração tanto do GAA como do MBA é necessária para identificar corretamente infecções não agudas de longa duração.

g- Ensaio de imunoabsorção enzimática (ELISA):

É uma técnica bioquímica utilizada principalmente na imunologia para detetar a presença de um anticorpo ou de um antigénio numa amostra **(Voller *et al.*, 1974).**

Pode ser utilizado para a deteção de anticorpos IgM contra uma fração do antigénio do verme adulto de *S. mansoni* e no diagnóstico da esquistossomose em áreas pouco endémicas **(Oliviera *et al.*, 2005*)*.**

O ensaio de imunoabsorção enzimática com antigénios brutos tem níveis elevados de reatividade cruzada entre espécies. Este facto torna difícil distinguir a infeção por *S. mansoni* de outras infecções por esquistossomas através de ELISA. Além disso, esta técnica não é capaz de detetar a infeção pré-patente **(Turner *et al.*, 2004).**

A utilização de anticorpos anti-idiótipo melhorou o âmbito das aplicações ELISA para imitar antigénios específicos do esquistossoma. Por exemplo, o anticorpo monoclonal NP30 imita o antigénio associado ao intestino (GAA), o que torna possível a utilização do ELISA como rotina para o diagnóstico da esquistossomose aguda (taxa positiva: 95%-100%), mas a taxa positiva para casos crónicos foi de apenas 61%-73,1% e, por conseguinte, consideravelmente inferior à do SEA-ELISA de rotina (antigénio do ovo de *Schistosoma* -ELISA) **(Guan, 1996).**

O ensaio imunoenzimático de ponto rápido (ELISA-FDA) foi desenvolvido com base na IgG2a McAb para a deteção do antigénio circulante *do Schistosoma* em amostras de urina. É um imunoensaio enzimático rápido, sensível e específico que pode ser utilizado como parte de um programa de rastreio em massa **(Attalah *et al.*, 1999).**

A purificação sistemática de antigénios microssomais de vermes adultos de *S. mansoni* (MAMA) tem sido utilizada no desenvolvimento de ensaios rápidos, altamente específicos e sensíveis, tais como o ensaio imunoenzimático FAST (FAST-ELISA) e o immunoblot rápido para a deteção de anticorpos na esquistossomose **(Collins III *et al.*, 2011)**. O immunoblot rápido foi desenvolvido a partir de um immunoblot padrão, aumentando as concentrações de reagentes e reduzindo os tempos de incubação. O ensaio pode ser efectuado em 30 minutos após a preparação das tiras. Os blots padrão e rápido têm as mesmas sensibilidades, e ambas as técnicas são capazes de diferenciar infecções causadas pelas três espécies do género *Schistosoma*. Assim, o FAST-ELISA e o immunoblot (padrão ou rápido) são utilizados como ensaios de rastreio e de confirmação, respetivamente, para a esquistossomose **(Rossi *et al.*, 1991).**

h-Blot de imunoelectrotransferência ligado *a enzimas* (ELITB)

A taxa de introdução do immunoblotting no repertório de ensaios para o serodiagnóstico de infecções parasitárias tem vindo a aumentar. Vários investigadores relataram a utilidade da análise Western blot (WB) para diferenciar entre infecções recentes e crónicas por *Schistosoma* e diferentes espécies de *Schistosoma* e para reconhecer o isótipo em crianças infectadas **(Sulahian *et al.*, 2005).**

1- Western blot

A técnica de western blot (immunoblot de proteínas) é uma técnica analítica utilizada para detetar proteínas específicas numa determinada amostra de homogenato ou extrato de tecido. Utiliza a eletroforese em gel para separar as proteínas nativas ou desnaturadas pelo comprimento do polipéptido (condições de desnaturação) ou pela estrutura tridimensional da proteína (condições nativas/não desnaturadas). As proteínas são então transferidas para uma membrana como a membrana de nitrocelulose, onde são detectadas utilizando anticorpos específicos para a proteína alvo **(Towbin *et al.*, 1979).**

O Western blot pode detetar uma proteína numa mistura de qualquer número de proteínas, dando informações sobre o tamanho da proteína. Este método depende da utilização de um anticorpo de alta qualidade dirigido contra uma proteína desejada **(Hussien *et al.*, 2004);** além disso, permite determinar o peso molecular de uma proteína e medir as quantidades relativas da proteína presente em diferentes amostras **(Thieman *et al.*, 2009).**

A eletroforese em gel de poliacrilamida com dodecilsulfato de sódio (SDS-PAGE) é uma técnica de biologia molecular utilizada para separar proteínas de acordo com o seu tamanho. A SDS-PAGE também pode separar moléculas de ADN (ácido desoxirribonucleico) e ARN (ácido ribonucleico). As proteínas são expostas ao detergente iónico SDS (dodecilsulfato de sódio) antes e durante a eletroforese em gel. O SDS desnatura as proteínas, fazendo com que as proteínas multimétricas se dissociem nas suas subunidades, e todas as cadeias polipeptídicas são forçadas a conformações alargadas com rácios carga/massa semelhantes. Por conseguinte, o tratamento com SDS elimina os efeitos das diferenças de forma, pelo que o comprimento da cadeia, que reflecte a massa, é o único fator determinante da taxa de migração das proteínas na eletroforese de poliacrilamida com SDS **(Thieman *et al.*, 2009).**

A técnica Western blot é agora amplamente utilizada em conjunto com a eletroforese em gel de poliacrilamida bidimensional, para objectivos tradicionais, como a identificação de proteínas por imunoafinidade e a análise de respostas imunitárias **(Hailat e Hanash, 1995).**

2. Deteção específica de antigénios:

Os antigénios do esquistossoma estão presentes no soro de indivíduos infectados. De acordo com o seu comportamento migratório em imunoeletroforese, são normalmente referidos como antigénios anódicos circulantes (CAA) e antigénios catódicos circulantes (CCA). Estes dois antigénios circulantes de vermes adultos são a base dos imunoensaios de captura de antigénios **(McCarthy *et al.*, 2012).**

A abordagem de deteção de antigénios circulantes está a ser cada vez mais utilizada como um instrumento muito promissor em estudos sero-epidemiológicos e imunológicos e no diagnóstico da esquistossomose humana. A deteção de antigénios esquistossomóticos circulantes segregados por esquistossomas vivos em fluidos corporais com anticorpos monoclonais específicos (MAbs) demonstrou ser uma abordagem promissora para a deteção da infeção ativa e para a avaliação da eficácia do tratamento e da eficácia de futuras vacinas **(Turner *et al.*, 2004).**

Os parasitas vivos excretam e segregam uma série de antigénios diferentes na circulação do hospedeiro. Estes antigénios podem ser classificados, de acordo com a fase de desenvolvimento do parasita, em antigénios cercarianos, antigénios associados ao verme adulto (por exemplo, associados ao tegumento ou ao intestino) e antigénios do ovo **(Van Lieshout *et al.*, 2000).**

a- Antigénios da Cercária

Embora as secreções cercarianas sejam as primeiras moléculas do parasita encontradas pelo hospedeiro, parecem ser fracamente imunogénicas **(Salter *et al.*, 2002).** As secreções cercarianas têm origem nas células das glândulas pré e pós-acetabulares **(Dorsey *et al.*, 2002).** As secreções cercarianas contêm elastases bem caracterizadas **(Curwen *et al.*, 2004),** tendo sido identificadas outras proteases e potenciais imunomoduladores por análise proteómica **(Knudsen *et al.*, 2005).**

A função das secreções cercarianas é facilitar a penetração na pele através da clivagem de proteínas do tecido conjuntivo, como o colagénio, a gelatina, a queratina e a matriz extracelular **(Bahgat *et al.*, 2001),** além de serem os primeiros componentes do parasita encontrados pelos hospedeiros mamíferos **(Ashton *et al.*, 2001).**

Um componente principal, uma serina protease de 30 KDa, foi purificado a partir de extractos de cercarias e de secreções das glândulas acetabulares das cercarias. Esta elastase cercarial (CE) é sintetizada durante a fase de esporocisto e armazenada nas glândulas. O soro de doentes infectados com schistosoma reagiu com a EC como antigénio num ELISA. **Bahgat *et al.* (2001)** demonstraram que as serino-proteinases cercarianas têm origem nas glândulas pré-acetabulares da cercária em diferentes espécies de esquistossomas.

Quando as cercárias de *Schistosoma* são expostas à radiação, serão atenuadas, fornecendo uma carga antigénica muito maior do que a dose máxima viável de cercárias normais **(Eberl *et al.*, 2001).**

b- Antigénios de vermes adultos

O tegumento dos esquistossomas é uma camada dinâmica interactiva com o hospedeiro, envolvida na nutrição, evasão e modulação imunitária, excreção, osmorregulação, receção sensorial e transdução de sinais. Juntamente com outras moléculas-chave, os antigénios associados ao tegumento dos esquistossomas têm sido investigados como alvos de respostas imunitárias protectoras em hospedeiros murinos e para definir os correlatos de anticorpos e citocinas da aparente resistência e suscetibilidade em populações humanas **(Mulvenna *et al.*, 2009).**

Foi documentado que as respostas das células T aos antigénios dos vermes adultos aumentam lenta e continuamente com a progressão da doença, enquanto as respostas aos antigénios dos ovos diminuem **(Viana *et al.*, 1994).** No entanto, a fraca imunogenicidade das bandas do Antigénio Solúvel do Verme Adulto (SAWA) pode ser atribuída à falta de, ou à presença de poucos, epítopos de células T, provavelmente devido a uma forte homologia com proteínas do hospedeiro e/ou como resultado de graves restrições genéticas na capacidade de resposta imunitária **(El-Ridi *et al.*, 1997).**

Os antigénios associados ao intestino são os antigénios que são libertados na circulação do hospedeiro através da regurgitação regular do conteúdo não digerido do intestino do parasita (**Van Lieshout *et al.*, 2000**). A maioria das investigações concentrou-se em dois glicoconjugados: o antigénio anódico circulante (CAA, também conhecido como proteoglicano de esquistossoma associado ao intestino, GASP) e o antigénio catódico circulante (CCA, também conhecido como antigénio "M"), um polissacárido com uma migração catódica (**Zongli *et al.*, 2001**).

A determinação de CAA e CCA em modelos animais experimentais mostrou que estes antigénios se tornam demonstráveis na circulação aproximadamente 3 a 5 semanas após a infeção por *Schistosoma*, dependendo da intensidade da infeção. Ambos os antigénios são específicos do género, resistentes ao calor, sensíveis ao periodato e extremamente estáveis **(Van Lieshout *et al.*, 2000).**

A deteção de CAA e CCA por ELISA tornou-se uma alternativa valiosa aos métodos parasitológicos para o diagnóstico da esquistossomose humana **(Polman *et al.*, 2000).** Ambos os antigénios podem ser detectados no soro e na urina de doentes com esquistossomose e os seus níveis são marcadores sensíveis e específicos da presença e intensidade da infeção **(Mountford, 2005).** No entanto, as técnicas ELISA utilizadas para a determinação dos níveis de CAA e CCA no soro e na urina requerem laboratórios bem equipados e pessoal de laboratório especializado **(Midzi *et al.*, 2009).**

c- Antigénios do ovo

Os ovos *de Schistosoma* representam o estímulo primário para o sistema imunitário do hospedeiro, embora não seja claro se a maior contribuição provém das secreções de ovos vivos ou da fuga de constituintes solúveis de ovos mortos alojados nos tecidos **(Salter *et al.*, 2002).** Sabe-se que as secreções dos ovos possuem atividade proteolítica e contêm componentes glicosilados **(Jange-Lee *et al.*, 2007).** A deteção de antigénios de ovos em circulação fornece uma medida simples do grau de infeção por *S. haematobium* **(Kihara *et al.*, 2009).**

Vennervald *et al.* (2000) afirmaram que o Antigénio Solúvel do Ovo (SEA) é relativamente estável na urina e que as variações diurnas e diárias do SEA são menores do que as observadas nas contagens de ovos. O antigénio parece conter numerosos epítopos imunogénicos que não estão sujeitos a restrições genéticas graves em termos de reatividade imunitária. No entanto, com a progressão da doença e a estimulação persistente do sistema imunitário do hospedeiro, haverá uma imunomodulação contra o SEA altamente imunogénico.

d- Outros antigénios esquistossomóticos

Em 1998, Cao e Liu identificaram um forte imunogénio de cerca de 40 KDa que foi detectado no soro de humanos cronicamente infectados e de animais imunizados com cercárias irradiadas. Este antigénio de 40 KDa representa a tropomiosina, que é uma importante molécula reguladora do sistema contrátil. A libertação de tropomiosina pode resultar do desgaste do parasita e de danos e reparações contínuas do tegumento. A análise imunocitoquímica mostrou que a tropomiosina do esquistossoma está fortemente associada ao tegumento dos vermes adultos. Foi demonstrado que a paramiosina se liga ao C1q e inibe a função do complemento C1 (**Laclette *et al.*, 1992). Loukas *et al.* (2001)** demonstraram que a proteína actua como recetor Fc na superfície do *Schistosoma*. Estes resultados indicam que a paramiosina pode atuar na defesa imunológica através da absorção de anticorpos.

O antigénio microssomal é um antigénio com elevada atividade específica e baixa reatividade cruzada de vermes adultos de *Schistosoma* **(Al-Sherbiny *et al.*, 1999 e Prado *et al.*, 2004).**

As enzimas proteolíticas (proteases, peptidases) são enzimas que operam em praticamente todos os fenómenos biológicos. Funcionam não apenas como enzimas individuais, mas frequentemente em cascata ou em rede. Também fornecem funções essenciais em todas as formas de vida **(Barett *et al.*, 2004).** As proteases funcionam como elementos-chave do parasitismo, incluindo a eclosão, o excitamento, a invasão de tecidos/células, a aquisição de nutrientes e a evasão imunitária. No caso dos parasitas trematodes que causam doenças de importância médica e veterinária, as proteases encontram-se na interface hospedeiro-parasita, facilitando a migração, a digestão das proteínas do hospedeiro e, provavelmente, a evasão imunitária **(McKerrow *et al.*, 2006).**

A cisteína protease compreende uma grande família que inclui a catepsina B, C, L e D (também conhecida como catepsina F) (**McCarthy *et al.*, 2004**). **Delcroix *et al.* (2006)** confirmaram a presença de protease ativa através da marcação do sítio ativo.

Kansy *et al.* (2007) demonstraram a atividade de cisteína peptidase do tipo catepsina B nas secreções das glândulas de penetração cercarial. O papel das cisteíno-proteases da catepsina B como hemoglobinases em parasitas que se alimentam de sangue foi bem estabelecido em helmintos **(Shompole e Jasmer, 2001).** Além disso, esta enzima é capaz de provocar uma resposta de anticorpos nos hospedeiros e a sua imunogenicidade tem sido utilizada como um dos principais marcadores de serodiagnóstico da esquistossomose **(Doleckova *et al.*, 2009).**

A atividade atribuível a cisteína proteases do tipo catepsina-L foi caracterizada nos extractos de ovos, miracídios, esquistossomas e vermes adultos machos e fêmeas. A degradação das proteínas do sangue do hospedeiro pelos parasitas esquistossomóticos em desenvolvimento e adultos é um processo catabólico fundamental para o estabelecimento e manutenção da infeção e para a produção de ovos para a transmissão da doença **(Delcroix *et al.*, 2006).**

Uma protease aspártica catepsina D do esquistossoma parece desempenhar um papel fundamental na degradação da hemoglobina libertada dos eritrócitos ingeridos no intestino dos esquistossomas adultos **(Brindly *et al.*, 2001).**

Assim, as cisteína proteases são consideradas como antigénios-alvo de diagnóstico importantes, que são altamente reactivos com soros de doentes com esquistossomose e não reagem de forma cruzada com soros de doentes com outras doenças parasitárias **(Brady *et al.*, 2000 e Doleckova *et al.*, 2009).**

III. Diagnóstico molecular reação em cadeia da polimerase (PCR):

Pontes *et al.* (2002) descreveram pela primeira vez a utilidade da PCR para a deteção do DNA de *S. mansoni* em amostras fecais e de soro humano. Relataram que era possível amplificar o ADN *do S. mansoni* em amostras de fezes e de soro humano. A elevada sensibilidade da abordagem permitiu a deteção do ADN do parasita em amostras fecais contendo apenas 2-4 ovos por grama de fezes, o que a torna 10 vezes mais sensível do que a técnica de Kato-katz. As amostras de soro de doentes com exame de fezes positivo foram positivas por PCR e a reação de amplificação demonstrou ser específica, não apresentando reação cruzada com o ADN de outros helmintas.

A aplicação da PCR como técnica para a deteção da esquistossomose foi explorada para *S. mansoni* em fezes humanas. A técnica foi avaliada em áreas de média e baixa intensidade de infeção. Embora esta metodologia tenha provado ser altamente sensível e específica, a sua aplicação é atualmente limitada, uma vez que requer infra-estruturas significativas, recursos financeiros e pessoal qualificado **(McCarthy *et al.*, 2012).**

Gomes *et al.* (2010) desenvolveram um PCR-ELISA para superar a necessidade de técnicas sensíveis para o diagnóstico eficiente da infeção por *Schistosoma* em ambientes endémicos com baixa carga parasitária. Ao avaliar 206 pacientes que vivem numa área endémica no Brasil, considerando o método Kato-Katz como teste de referência, as taxas de sensibilidade e especificidade artificiais do sistema PCR-ELISA foram de 97,4% e 85,1%, respetivamente.

IV. Outros métodos de diagnóstico

Como forma de diagnóstico indireto, vários procedimentos radiológicos para detetar a morbilidade de uma infeção por esquistossomas são utilizados há muito tempo na prática hospitalar e incluem a ultrassonografia, a ressonância magnética (RM), a tomografia computorizada (TC) e a venografia portal para a esquistossomose hepatoesplénica com alterações hipertensivas da veia portal **(Kojima, 1998).**

A ecografia abdominal permite medir com precisão o tamanho do fígado e do baço, classificar a fibrose hepática e detetar complicações da hipertensão portal. Não é invasiva, fornece resultados rápidos e é relativamente pouco dispendiosa. É amplamente utilizado para classificar a gravidade da doença e monitorizar a resposta à terapêutica em estudos de campo de doentes com esquistossomose hepatoesplénica. Foram desenvolvidos critérios padrão para o estadiamento das infecções *por S. mansoni*, que se baseiam na presença e no grau de fibrose periportal, no diâmetro da veia porta e nas alterações do tamanho do fígado e do baço **(Bica *et al.*, 2000).**

A ecografia com Doppler é útil para avaliar a hemodinâmica da circulação portal e pode ser utilizada para prever o risco de hemorragia varicosa e a sobrevivência em doentes com cirrose. Os achados ultra-sonográficos correlacionam-se bem com a histologia, a presença e o grau das varizes esofágicas e o risco de hemorragia gastrointestinal superior **(Siringo *et al.*, 1994).**

A ultrassonografia é suscetível de variação inter e intra-observador quando apenas está presente uma doença hepática ligeira **(Bica *et al.*, 2000).**

As modalidades alternativas de imagiologia que têm sido avaliadas na esquistossomose incluem a TC e a RM. A tomografia computadorizada revela áreas periportais de baixa densidade e com realce em todo o fígado. Também pode mostrar ovos calcificados no intestino, no tecido mesentérico e na cápsula hepática. A ressonância magnética é útil para obter imagens da inflamação ativa inicial. No entanto, devido ao custo e à falta de portabilidade, a TC e a RM não são amplamente utilizadas em países onde a esquistossomose é endémica **(Palmer, 1998).**

Capítulo 2

Sujeitos, materiais e métodos

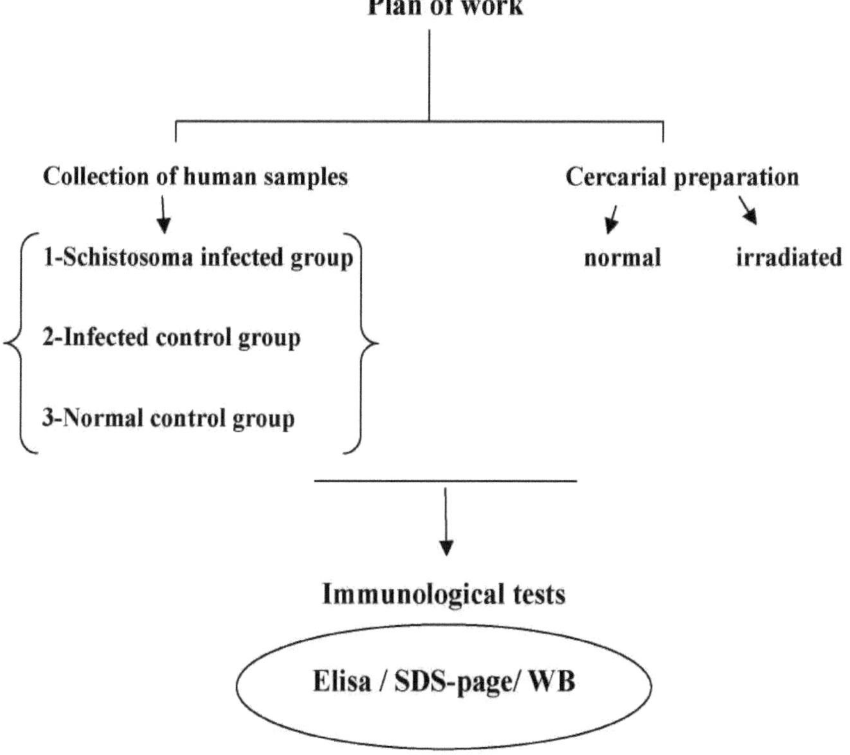

Neste trabalho, 52 indivíduos foram selecionados das clínicas ambulatórias dos Hospitais Universitários de Menoufia e dos Hospitais Universitários de Mansoura durante 20132014, de acordo com o seu exame de fezes. A irradiação das cercárias foi efectuada no Centro Nacional de Radiação, Investigação e Tecnologia (NCRRT) e uma parte dos testes imunológicos foi efectuada no Instituto Nacional de Investigação (NRI).

1. Amostras humanas:

Depois de obtido o seu consentimento, todos os indivíduos incluídos no estudo foram submetidos a:

1. Investigações laboratoriais, incluindo:
   a. Exame das fezes e da urina: para diagnosticar indivíduos com óvulos viáveis *de Schistosoma mansoni.*
   b. Colheita de amostras de sangue.

1. Exame das fezes:

Cada amostra de fezes foi examinada através de três técnicas parasitológicas: esfregaço direto, sedimentação em éter de formol e técnica de Kato-katz.

As amostras fecais frescas foram recolhidas em copos descartáveis limpos, rotulados e secos. Foram examinadas a olho nu, logo que recebidas, quanto à cor, consistência, presença de vermes adultos, sangue ou muco. De cada pessoa, foram colhidas três amostras de fezes diferentes em três dias consecutivos e processadas para o seguinte:

a. Método de montagem húmida direta (OMS, 1991): Materiais:

- Soro fisiológico
  *Cloreto de sódio 8,5 gm.
  *Água destilada 1000 ml.
- Coverslips.
- Lâminas preparadas para microscópio.
- Microscopia com iluminação e objectivas adequadas.
- Caneta à prova de água para etiquetagem.
- Palitos de dente.

Método:

A extremidade esquerda da lâmina foi etiquetada com o número do doente. Foi colocada uma gota de soro fisiológico no centro da lâmina. Com um palito de dentes, foi colhida uma pequena porção da amostra e misturada com uma gota de soro fisiológico para preparar uma quantidade de soro fisiológico, sendo a espessura da suspensão avaliada através da leitura da impressão através da lâmina. Foi utilizada uma lamela para cobrir a gota de solução salina e, em seguida, a lâmina foi transferida para a platina microscópica para ser examinada com as objectivas de baixa e alta potência.

b. Sedimentação em éter de formol (Garcia, 2001)

Os espécimes foram preservados em formalina a 10% e, em seguida, foram submetidos à técnica de concentração de sedimentação formalina-acetato de etilo.

Materiais:

- Formol 10%: solução de formaldeído 50 ml + água destilada 450 ml
- Acetato de etilo.
- Peneira.
- Funil de plástico.
- Bastões aplicadores em madeira.

Métodos:

A amostra conservada em formalina a 10% foi bem misturada. Em seguida, 5 ml da suspensão fecal foram coados através de uma gaze colocada sobre um funil para um tubo de centrifugação cónico de 15 ml. Em seguida, adicionou-se formalina a 10% para aumentar o volume do tubo de centrifugação para 15 ml e centrifugou-se a 500xg durante 10 minutos. O sobrenadante foi decantado e 10 ml de formalina a 10% foram adicionados ao sedimento e misturados cuidadosamente com varas de madeira. Em seguida, foram adicionados 4 ml de acetato de etilo; o tubo foi tapado e agitado vigorosamente em posição invertida durante 30 segundos. A rolha foi cuidadosamente retirada e, em seguida, os tubos foram centrifugados a 500 xg durante 10 minutos. O tampão de detritos foi libertado da parte superior do tubo, tocando nos lados com um bastão de aplicação. As camadas superiores do sobrenadante foram decantadas e, em seguida, o depósito foi examinado.

c. Esfregaço fecal espesso de Kato (Katz *et al.*, 1972)

Materiais:

a. Folhas de cobertura (celofane).
b. Espátula de plástico para recolha de amostras.
c. Solução de glicerina-verde de malaquite (10 ml de glicerina + 1 ml de verde de malaquite a 3% em 100 ml de água).
d. Um pano de limpeza de fibras sintéticas de 105 malhas, cortado em quadrados de 4 cm.
e. Álcool etílico 90%.
d. Modelos de plástico perfurado com um orifício equivalente a 50 mg.

Método:

1- A amostra foi agitada primeiro para evitar a variabilidade da contagem.
2-Dois gramas de amostra fecal foram transferidos para um pedaço de papel de rascunho (o jornal é ideal).
3- Pressionou-se a tela de malha no topo da amostra até a amostra fecal peneirada aparecer através dos poros para separar as partículas grandes. Colocou-se um modelo numa lâmina de vidro.

4- 50 mg do material peneirado foram raspados e utilizados para preencher completamente o orifício do modelo. A superfície foi cuidadosamente nivelada com o aplicador plano.
5- O molde foi retirado cuidadosamente, deixando o material fecal na lâmina e assegurando que não está a aderir ao molde.
6- Em seguida, foi utilizado celofane embebido em glicerol para cobrir a amostra na lâmina. (Qualquer excesso de glicerol na superfície do celofane foi limpo com um lenço de papel para garantir a sua fixação).
7- A lâmina foi invertida e pressionada contra uma superfície plana absorvente ou outra lâmina de vidro. Desta forma, a amostra é espalhada por baixo do celofane, cobrindo uma área com cerca de 20-25 mm de diâmetro.
8- Deixar a lâmina virada para cima durante 20-30 minutos numa incubadora seca (30-40 C°).
9- O glicerol limpa o material fecal à volta dos ovos. Os ovos podem ser contados por lâmina e o número por grama pode ser calculado:
Número de ovos contados x 20 = número de ovos por gm **(Katz *et al.*, 1972).**

2. Exame de urina (Craig e Faust, 1951):

O exame de urina foi efectuado pelo método de centrifugação por sedimentação. Cada amostra urinária consistiu numa única amostra de urina terminal de, pelo menos, 15 ml. A exclusão de outras infecções parasitárias só foi efectuada se fossem obtidos 3 exames de urina negativos.

Materiais:

- Recipiente limpo e seco;
- Lâminas de vidro
- Pipetas de pasteurização
- Tubos de centrifugação
- Rack de tubos.
- Frascos cónicos.
. - Lâminas de cobertura.
- Microscópio composto.
- Centrifugadora.

Método:

-As amostras de urina foram colhidas em frascos cónicos limpos e rotulados e deixadas a sedimentar durante 15 minutos.

-Alguns mililitros da urina sedimentada foram aspirados e centrifugados a uma velocidade de 1000 rpm durante 5 minutos.

-O líquido sobrenadante foi decantado.

-O sedimento foi examinado microscopicamente, principalmente para detetar ovos *de Schistosoma.*

3. Soros humanos:

De cada indivíduo inscrito neste trabalho, foram colhidos 5 ml de sangue, centrifugados a 1000 xg durante 5 minutos. Depois disso, o soro foi retirado, aliquotado em tubos eppendorf de 0,5 ml e armazenado a -80 °C até ser utilizado.

De acordo com os exames de fezes, os soros humanos foram classificados em 3 grupos:- **Grupo I**: incluiu (21) pacientes que eram positivos para esquistossomose *mansoni* e negativos para outras infecções parasitárias.

Grupo II: incluiu (18) doentes que eram negativos para a esquistossomose *mansónica* e positivos para outras infecções parasitárias; (3) fasciolíase, (5) amebíase, (7) toxoplasmose e (3) hidatidose (gentilmente fornecidos pelo Dr. Bahaa El-Aswad).

Grupo III: incluiu (13) indivíduos aparentemente saudáveis que foram selecionados de entre estudantes e colegas com três amostras sucessivas negativas de fezes e urina.

II. Preparação dos antigénios cercarianos

As cercárias de *S. mansoni* foram adquiridas no Schistosome Biological Supply Centre (SBSC), Theodor Bilharz Research Institute (TBRI).

1. Desprendimento de cercarias e recolha de suspensões de cercarias (Liang *et al.*, 1987)

Os caramujos *Biomphlaria alexandrina* criados em laboratório, infectados (25-30 dias após a exposição aos miracídios *de S. mansoni*) no laboratório de malacologia (SBSC), foram lavados com água desclorada e mantidos num aquário num local escuro e arejado. Antes da utilização, os caracóis foram lavados suavemente com um pequeno volume de água para remover detritos, depois foram ressuspendidos na água e deixados sob luz fluorescente branca durante um período de 30 minutos para aumentar a libertação de cercárias (**Liang *et al.*, 1987**).

2. Contagem de cercárias (Moore *et al.*, 1977)

Da suspensão de cercárias, pipetou-se 0,1 ml e colocou-se gota a gota numa pequena placa de Petri. Adicionou-se uma gota de iodo a 1% para matar e corar as cercárias. Utilizando um microscópio de dissecação, o número médio de cercárias nos 0,1 ml de suspensão foi determinado através de 3 contagens e tomando a sua média.

3. Preparação do antigénio cercariano normal e irradiado.

A contagem de cercárias foi de **6 x 10^3 (1000 cercárias por ml).** Foram divididos em 8 tubos eppendorf e 5 deles foram expostos a uma irradiação gama de 0,4 cinza a uma taxa de dose de 2,5K.G./hora com uma intensidade de 400 ^w/cm^2 durante um minuto **(Shi *et al.*, 1990)** no Centro Nacional de Radiação, Investigação e Tecnologia (NCRRT).

A extração dos antigénios cercarianos normais ou irradiados selecionados de *S. mansoni* foi feita através da homogeneização em tampão de extração (0,15 ml de PBS, pH 7,5, 0,02 % p/v de NaN3 e 2 ml de fluoreto de fenil-metil-sulfonilo, PMSF) e, em seguida, foram submetidos, em gelo, a três rajadas de 20 (60) segundos de sonicação (Sanyo MSE, Londres, Reino Unido, Soniprep 150). As cercárias destruídas foram centrifugadas a 18.000 rpm durante 1 h a 4°C (**Abdel-Rahman *et al.*, 2014**). O sobrenadante foi transferido para tubos novos e filtrado com um filtro de 0,45 gm para eliminar os detritos celulares. Os sobrenadantes foram testados quanto ao seu teor proteico, aliquotados e armazenados a -20°C até à sua utilização.

4. Estimativa da concentração de proteínas nos antigénios selecionados (Bradford, 1976)

Princípio:

A determinação do teor de proteínas baseou-se no procedimento de ligação ao corante de Bradford, que depende da mudança de cor do corante azul brilhante de Coomassie G-250 em resposta a várias concentrações de proteínas, utilizando o kit de ensaio de proteínas (Bio-Rad, Richmond, CA, EUA). Este procedimento foi efectuado no NRI.

Reagentes:

a. BSA (albumina de soro bovino) (Bio-Rad, 1,44 mg/ml).
b. O concentrado de reagente de corante (Bio-Rad) continha ácido fosfórico e metanol.
c. Tampão Hank s (Biochrome).
d. Triton X-100 (Bio-Rad).

Procedimento:

a. Preparação das amostras de proteínas padrão:

Foram preparadas diluições em série a partir de proteínas padrão como a albumina de soro bovino (BSA), como se segue:

BSA	Distilled water
1µl	99µl
5µl	95µl
15µl	85µl
25µl	75µl
40µl	60µl
50µl	50µl
80µl	20µl

b. Preparação da amostra de teor proteico desconhecido:

Foram preparadas diferentes diluições da proteína desconhecida da seguinte forma:

Amostra de proteínasÁgua destilada

3μl	97μl
5μl	95μl
15μl	85μl
20μl	80μl

c. Preparação e adição de reagentes corantes:

O corante foi diluído com 4 volumes de água destilada e foram adicionados 5 pl do corante diluído a cada diluição das amostras de proteína padrão e desconhecida, misturando-se de seguida os tubos. A absorvância da cor resultante foi medida a 595 nm para cada tubo, utilizando um espetrofotómetro (Perkin-Elmer Lambada 1A, Alemanha Ocidental).

d. Traçado de curvas-padrão e cálculo do teor de proteínas:

De acordo com as medições padrão, a curva padrão foi traçada pelo espetrofotómetro. A partir da curva padrão, foi calculado o teor proteico das amostras desconhecidas.

III. Ensaio de imunoabsorção enzimática (ELISA):

O teste ELISA indireto foi realizado tal como descrito por **Santiago e Hillyer (1988),** com algumas modificações. As condições óptimas de reação no que diz respeito à concentração de antigénios, ao anticorpo e às diluições do conjugado foram escolhidas após titulações preliminares em tabuleiro de controlo.

Princípio:

O ensaio indireto é utilizado principalmente para medir anticorpos contra um antigénio específico, quer através da titulação completa de uma amostra, quer através de uma única diluição. Quantidade óptima de antigénio revestido nos poços, que se ligará com sucesso aos anticorpos que, por sua vez, podem ser detectados com uma quantidade óptima de conjugado anti-espécie. É adicionado um substrato como último passo; o desenvolvimento da cor é interrompido pela adição de uma solução de paragem e medido espectrofotometricamente.

Materiais:

- Placas de microtitulação de poliestireno, 96 poços.
- **Tampão** de revestimento (tampão de revestimento carbonato/bicarbonato):
  15 mM Na2 CO3.
  35 mM NaHCO3.
  Água distal para 1000 ml. Misturar bem e ajustar o pH a 9,6.

- **Tampão de lavagem**
  Solução salina tamponada com fosfato (PBS) 0,01M, pH 7,4
  0,05% Tween- 20.
  Completar a água distal até 1000 ml.
- **Tampão de bloqueio**
  0,1 % de BSA em tampão de revestimento.
- **Conjugado**
  IgG anti-humana com peroxidase de rábano (Sigma Chemicals).
- **Substrato**
  Ortofenilenodiamidina (OPD) (Sigma).
- **Tampão do substrato**
  Tampão citrato/fosfato 0,05 M, pH 5,0:
  25,7 ml de fosfato de sódio dibásico 0,2 M,
  24,3 ml de ácido cítrico 0,1 M
  50 ml de água desionizada
  40 μl de peróxido de hidrogénio fresco a 30% 100 ml de solução tampão de substrato, imediatamente antes da utilização.

Procedimentos:

Para cada antigénio cercariano, as placas ELISA (Nunc, Dinamarca) foram revestidas com 5 gg dissolvidos em 100 gl de tampão de revestimento em cada poço. As placas foram incubadas durante a noite a 4°C. Na manhã seguinte, as placas foram lavadas com PBS/0,05 % Tween (T) para eliminar o excesso de antigénio não ligado. Os restantes locais de ligação livres foram bloqueados com BSA (albumina de soro bovino) a 1% (200 gl/poço) e mantidos durante 1 h à temperatura ambiente. As placas foram então lavadas 3 vezes com PBS/ 0,05% T, os soros humanos foram adicionados às placas num volume final de 0,1 ml diluído 1/100 em PBS por poço e as placas foram incubadas durante 90 minutos a 37°C. Em seguida, as placas foram lavadas com PBS/T, adicionou-se a todos os alvéolos 0,1 ml/alvéolo de IgG anti-humana conjugada com peroxidase de rábano (diluída a 1/1000) e incubou-se a 37 °C durante 1 h. Finalmente, as placas foram lavadas, adicionou-se 0,1 ml de substrato de orto-fenileno-diamina e a reação foi parada adicionando 100 µl/ alvéolo de NaOH 1 N. A reação foi lida com um leitor ELISA (ELx800 Absorbance Reader- Bio-Tek) a 405 nm.

VI. Caracterização dos antigénios selecionados:

Isto foi feito utilizando:

a. Eletroforese em gel de poliacrilamida com dodecil sulfato de sódio (SDS- PAGE) (Laemmli, 1970):

Princípio:

Na eletroforese, a migração das proteínas depende da carga, do tamanho e da forma da molécula. No entanto, na presença de dodecil sulfato de sódio (SDS), as proteínas ligam-se ao SDS, ficando todas carregadas negativamente e com carga e peso semelhantes. Quando as proteínas revestidas com SDS são colocadas num campo elétrico, a sua separação espacial dependerá apenas do seu tamanho e forma. Variando a concentração do gel de poliacrilamida utilizado, podem ser obtidas diferentes gamas de resolução de peso molecular.

Equipamentos:

- Placas de vidro (7 X 10 cm).
- Separadores de plástico (1,5 cm).
- Câmara electroforética e fonte de alimentação (Bio Rad Scientific Instrument, São Francisco).

Reagentes:

- Gel de resolução Tris-glicina SDS-PAGE (12 %)

4,9 ml de $H2O$.

6 ml de 30% de acrilamida/bis-acrilamida.

3,8 ml de Tris 1,5 M (pH 8,8).

0,15 ml10% SDS.

0,15 ml de persulfato de amónio a 10%.

0,006 ml de TEMED (N,N,N',N'- Tetramethylethylenediamine, misturado imediatamente antes de deitar o gel na placa de vidro).

- Gel de empilhamento Tris-glicina SDS-PAG

5,5 ml d H2O

1,0 ml 30% Acrilamida/bis-Acrilamida

0,75 ml de Tris 1 M (pH 6,8)

0,06 ml 10 % SDS

0,06 ml de persulfato de amónio a 10%

0,006 ml de TEMED (foi misturado imediatamente antes de deitar o gel na placa de vidro).

- Tampão de carga, pH 6,8

5,8 ml de Tris (1 M).

0,83 g de SDS.

2,5 ml de glicerol.

1 mg Azul de bromofenol.

Completar a 10 ml com dH2O.

- **Tampões de corrida SDS-PAGE** (1L), pH 8,3

3,03 g de base Tris

14,4 g Glicina

1g de SDS Completar para 1L com H2O destilada.

Procedimentos:

Os componentes do gel de resolução foram misturados, vertidos e deixados durante 45-60 minutos à temperatura ambiente até polimerizarem completamente. Em seguida, o empilhamento foi preparado e carregado na superfície do gel de resolução até atingir o limite superior da placa curta. O pente limpo foi então colocado para construir os poços. O gel foi deixado durante cerca de 30-45 minutos para polimerizar e, em seguida, retirou-se o pente. As cassetes de gel foram colocadas no conjunto de eléctrodos e colocadas dentro do tanque cheio de tampão de corrida SDS-PAGE. De cada amostra de proteína, 15 ,ul foram misturados com 5 µl 5% mercaptoetanol loading buffer e fervidos a 95 °C durante 5 minutos para assegurar a desnaturação da proteína. O marcador de peso molecular das proteínas não coradas foi aplicado no primeiro poço e utilizado como padrão para SDS-PAGE; gama alargada (Jena- Bioscience). A energia foi aplicada à célula e a eletroforese foi realizada com 120 V constantes até o corante frontal atingir a extremidade inferior.

Coloração:

***Coloração com azul de Coomassie do gel SDS-PAGE**

600 mg de Coomassie Blue R250 (Sigma).

260 ml de água.

240 ml de metanol.

100 ml de ácido acético.

-Solução de descoloração

30% de metanol

Ácido acético a 10%

Procedimentos

Após o fim da eletroforese em gel, os géis foram imediatamente imersos na solução de Coomassie Blue numa caixa de plástico com tampa e deixados durante 1 hora numa plataforma de balanço à temperatura ambiente. O excesso de corante foi removido e foi vertida sobre o gel uma solução de descoloração. A solução de descoloração foi mudada de dez em dez minutos durante três vezes. Em seguida, o gel foi mantido numa solução de descoloração a 50 % durante a noite na plataforma de agitação, numa caixa hermeticamente fechada, para evitar que o gel secasse. O gel foi examinado para ver a banda de intensidade crescente e depois digitalizado.

b. Western blotting, transferência electroforética de proteínas de SDS-PAGE para uma membrana de nitrocelulose (Towbin *et al.*, 1979)

O blotting é uma técnica utilizada para transferir uma proteína separada em SDS- PAGE de um gel para um suporte de membrana sintética (membrana de nitrocelulose).

Princípio:

O gel que contém as proteínas é colocado ao lado de uma membrana de nitrocelulose numa cassete de retenção de gel e colocado num tanque que contém tampão de transferência. É então aplicado um campo elétrico à cassete e a amostra sai do gel para a membrana. O resultado é uma cópia exacta do gel original. Uma vez ligada à membrana, a amostra pode ser detectada por immunoblotting.

Reagentes:

- **Tampão de transferência Western blot** (1L), pH 8,3

2,9 g de glicina,

5,8 g de Tris

0,37 g de SDS

200 ml de metanol

Completado com d H2O para uma ninhada

- **Tampão de bloqueio:**

5 % (BSA), em PBS-T.

- **Tampão de lavagem:**
  PBS-T
- **Conjugados:**
Conjugado de peroxidase de rábano IgG anti-humano (Sigma).
- **Substrato AEC Chromogen Kit**:
  Inclui três componentes:
  Tampão de acetato:
  Tampão acetato, 2,5 M, pH 5,0.
  Cromogéneo AEC:
  3-amino-9-etilcarbazole (AEC) em N, N-dimetilformamida
  Peróxido de hidrogénio:
  3% de H2O2 em água desionizada

Passos:

Um pedaço de papel de nitrocelulose (Bio-rad, 162-0097) foi cortado ligeiramente maior do que o gel e marcado com caneta na superfície que ficará virada para o gel. Numa placa grande contendo tampão de transferência, abriu-se a cassete porta-gel e, no seu sítio catódico preto, formou-se a sanduíche pela seguinte ordem: uma almofada de fibra, papel de filtro, o gel SDS-PAGE, a membrana de nitrocelulose, o outro papel de filtro e, finalmente, a outra almofada de fibra. Em seguida, a cassete foi fechada e transferida para o tanque cheio de tampão de transferência de blotting. Foi colocada uma unidade de arrefecimento Bio-Ice congelada ao lado do suporte do gel para arrefecer o sistema durante o funcionamento. A corrente foi ajustada para 300 miliampères durante 45-60 minutos.

Em seguida, a membrana foi retirada da cassete e transferida para o tampão de bloqueio (5% BSA em PBS-T) durante 30 minutos à temperatura ambiente numa plataforma com agitação. Em seguida, a membrana foi lavada três vezes com tampão de lavagem, cortada em tiras de 4 mm de largura e colocada num tabuleiro multicanal. Cada tira foi incubada com soro humano diluído a 1:200 em tampão de lavagem durante 2 horas à temperatura ambiente. Em seguida, as tiras foram lavadas três vezes com o tampão de lavagem e foi adicionado o conjugado de peroxidase de rábano IgG anti-humana (diluição de 1:1000 no tampão de lavagem), que foi deixado durante 1 hora à temperatura ambiente e depois lavado três vezes.

O reagente de substrato AEC foi preparado num tubo de ensaio (misturando 4 ml de água desionizada, 2 gotas de tampão de acetato, 1 gota de cromogénio AEC e 1 gota de peróxido de hidrogénio a 3% imediatamente antes da utilização) e incubado durante 5-10 minutos até se desenvolver um sinal vermelho claro insolúvel. Por fim, as tiras foram lavadas com várias mudas de água desionizada. Numa sala escura, a membrana com o lado proteico previamente marcado foi incubada com película de raios X (Kodak, Z35, 847-9) na cassete de película durante 1-5 minutos. A película foi colocada na solução de revelação (AGFA, G153A) e agitada até ao aparecimento do sinal, sendo depois transferida para a solução de fixação (AGFA, G153B). A película foi novamente colocada na membrana à luz para marcar as bandas do marcador de proteína padrão previamente corado na película. A película foi lavada com água corrente da torneira e deixada à temperatura ambiente até secar.

Estatísticas

A análise estatística foi efectuada com o teste t de Student não emparelhado, utilizando o pacote de software GraphPad Prism 5.02 para comparar os grupos e com ANOVA de uma via, utilizando os programas de computador Statically Package for Social Science versão 15 (SPSS) (2002).

A) Estatísticas descritivas:

1 - Dados quantitativos: A média e o desvio-padrão (DP) foram utilizados para medir a tendência central e a dispersão dos dados quantitativos.

2 - Dados qualitativos: Números e percentagem.

B) Estatística analítica:

A ► comparação dos grupos foi efectuada com recurso a:

1- **Teste " t " de Student** para dados quantitativos de 2 amostras independentes
2- **ANOVA** (Análise de Variância) para comparação de dados quantitativos de mais de 2 grupos.

- O nível de significância foi considerado um valor de P < 0,05.
- Os resultados foram apresentados em quadros e figuras.

Cálculo da sensibilidade diagnóstica, especificidade, exatidão diagnóstica, valor preditivo positivo (PPV), valor preditivo negativo (NPV):

De acordo com **Gonzalez-Sapienza *et al.* (2000)**, foram utilizadas as seguintes definições para calcular os parâmetros dignósticos correspondentes:

Sensibilidade Dignóstica (DS):

A proporção de indivíduos infectados conhecidos que apresentam um resultado positivo no ensaio. Os indivíduos infectados que apresentam resultados negativos são considerados falsos negativos (fn).

Especificidade de diagnóstico (DSP):

A proporção de indivíduos de referência não infectados que apresentam resultados negativos no ensaio. Indivíduos de referência não infectados que apresentam resultados positivos no ensaio são considerados falsos positivos (fp).

Sensibilidade = (a: (a-c))* 100
Especificidade= (d: (b-d)) * 100
Valor preditivo positivo (VPP) = (a: (a-d)) * 100
Valor preditivo negativo (NPV) = (d: (c-d)) * 100
Exatidão do diagnóstico =(a+d) ^ (a+b+c+d) * 100
Em que (a) é verdadeiro positivo , (b) é falso positivo , (c) é falso negativo ,(d) é verdadeiro negativo.

Capítulo 3

Resultados

O objetivo deste trabalho foi identificar, caraterizar e avaliar o potencial imunodiagnóstico dos epítopos antigénicos expressos pelas cercárias normais e atenuadas *de S. mansoni*. Para isso, foram utilizadas as técnicas de ELISA e WB.

Cinquenta e duas amostras de soro humano foram divididas em (3) grupos; o grupo (I) incluía (21) soros de doentes infectados *com S. mansoni* que eram positivos para os ovos do parasita, o grupo (II) tinha (18) soros humanos de doentes que sofriam de outras doenças parasitárias na ausência de infeção por *S. mansoni* e o grupo (III) incluía (13) soros de indivíduos aparentemente saudáveis **(Figura 13).**

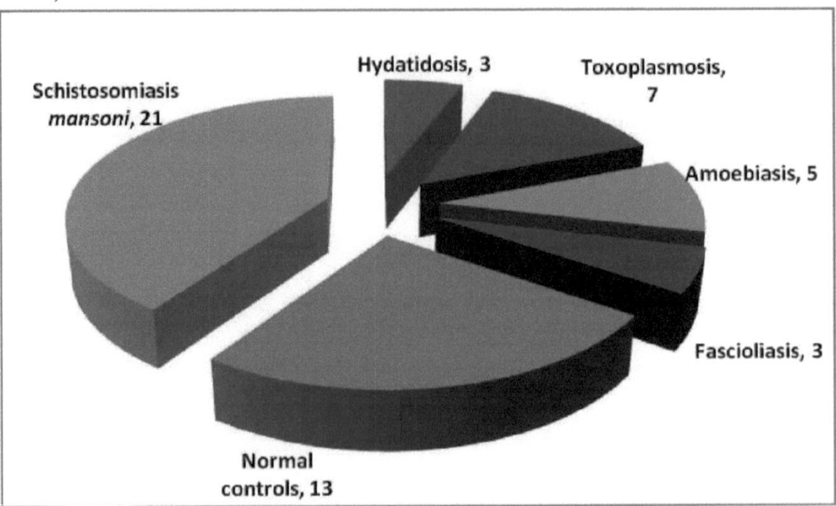

Figura (13): Amostras humanas utilizadas no estudo.

I. Resultados ELISA

1.1: Potência dos antigénios selecionados no serodiagnóstico de doentes com esquistossomose (Grupo I):

Foi adotado o método ELISA para avaliar a potência dos antigénios cercarianos normais e irradiados. Todos os soros positivos *de S. mansoni* foram colhidos de pacientes que comprovaram microscopicamente a presença de ovos do parasita nas fezes.

O valor-limite para cada antigénio foi igual à média + 2SD das D.O. dos soros recolhidos dos dadores saudáveis. Calculou-se que o cut-off para o Cer. Ag irradiado era de 0,168, que era ligeiramente inferior ao de Cer. Ag normal, que era de 0,18.

Ambos os antigénios identificaram todos os soros infectados com *S. mansoni* (n=21) acima do ponto de corte correspondente, atingindo uma sensibilidade de 100% (**Quadro 1 e Figura 14, 15)**; os controlos saudáveis também apresentaram leituras de DO abaixo do ponto de corte de ambos os antigénios.

Ao estudar a resposta dos anticorpos em relação a cada um dos antigénios, verificou-se que (14) os soros infectados com *S. mansoni* apresentaram uma resposta de anticorpos mais elevada, indicada pelos valores de D.O., contra o Cer. Ag. irradiado do que o normal (**Figura 14).** Além disso, verificou-se uma resposta significativa ($P<0,05$) de anticorpos mais elevada no caso do antigénio irradiado através da comparação das D.O. de doentes infectados com *S. mansoni* que reagiram com o antigénio irradiado e o antigénio normal (**Figura 14).**

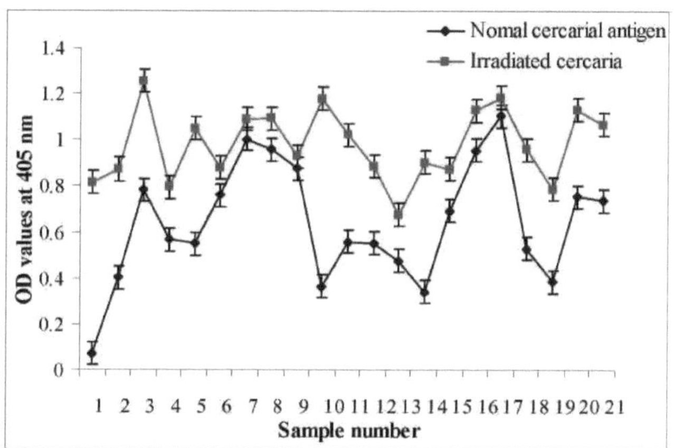

Figura (14): Perfil da resposta de anticorpos de soros de indivíduos com *S. mansoni* em relação a antigénios cercarianos normais e irradiados em ELISA.
A diferença é muito significativa quando $p < 0,05$.

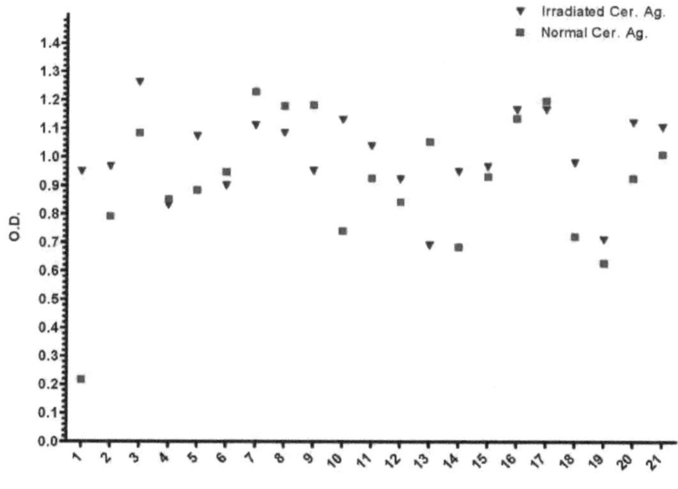

Figura (15): Reatividade dos soros individuais infectados *com S. mansoni* contra Cer. Ag. irradiado e Cer. Ag. Normal **por ELISA.**
Verificou-se uma maior resposta de anticorpos contra o antigénio irradiado em 14 soros.

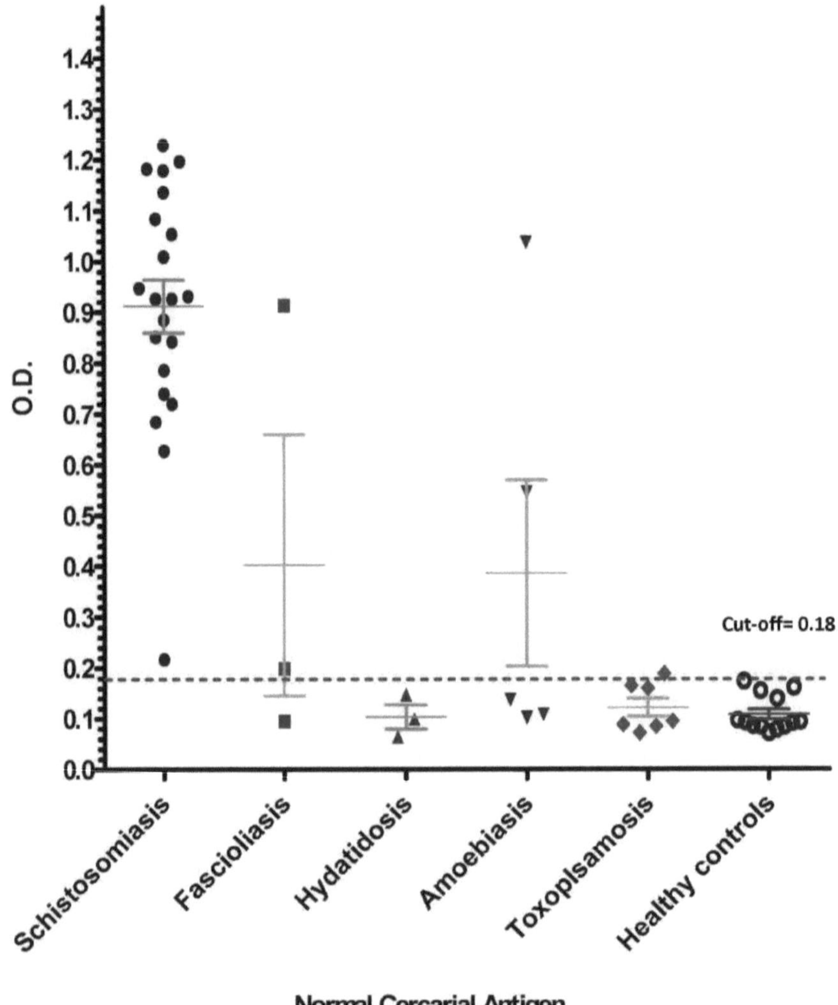

Figura (16): Serodiagnóstico da esquistossomose *mansónica* humana e de outros parasitas utilizando ELISA- Normal Cer. Ag.
O ponto de corte da D.O. dos controlos saudáveis foi de 0,18.

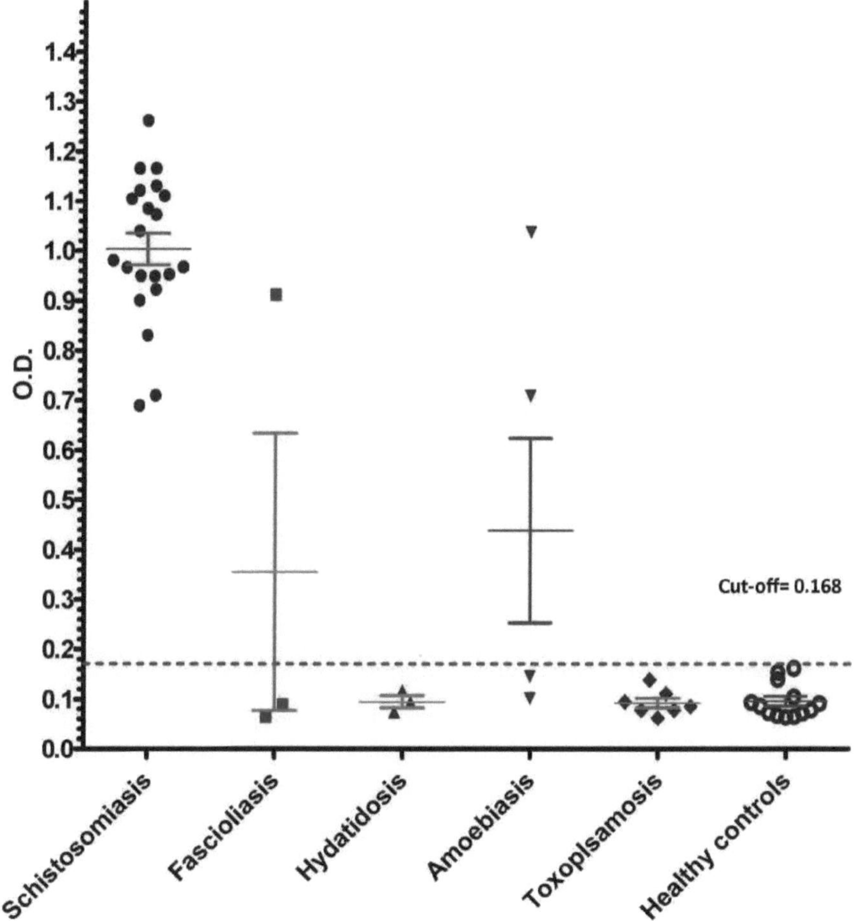

Figura (17): Serodiagnóstico da esquistossomose *mansónica* humana e outros parasitas utilizando ELISA- Irradiated Cer. Ag.

O ponto de corte de D.O. de controlos saudáveis foi de 0,168

1.2: Estudos de reação cruzada dos antigénios selecionados:

O Cer. Ag normal reagiu de forma cruzada com 5 soros infectados por outros parasitas, nomeadamente (2) fasciolíase, (2) amebíase e (1) toxoplasmose, atingindo uma especificidade de 83,9 % **(quadro 1 e figura 16).**

O Cer. Ag irradiado reagiu de forma cruzada com (3) soros infectados por outros parasitas, que foram 1 fasciolíase e (2) amebíase, revelando uma especificidade de 87% **(Quadro 1 e Figura 17).**

Tabela (1): Sensibilidade, especificidade, VPP, VPN e percentagens de exatidão do diagnóstico de Cer.Ag. irradiado por ELISA e Cer.Ag. normal por ELISA.

Antigénio	Sensibilidade %	Especificidade %	VPP %	VPL %	Precisão %
Cer. irradiada Ag.	100%	87%	84%	100%	92.3%
Normal Cer. Ag.	100%	83.9 %	80.7%	100%	90.4%

O Cer. Ag irradiado foi superior ao Cer. Ag normal no que diz respeito ao VPP (84% vs. 80,7%), no entanto, ambos os antigénios apresentaram um VPN de 100%. Finalmente, o antigénio irradiado obteve uma melhor precisão do que o antigénio normal (92,3% e 90,4%, respetivamente) (**Tabela 1**).

II. SDS - PÁGINA:

O perfil electroforético do Cer.Ag irradiado e do Cer.Ag normal foi demonstrado **(Figura 18).** Ambos os antigénios foram resolvidos em condições redutoras e o gel foi corado com coloração de comassie. Verificou-se que o Cer. Ag normal foi resolvido em (6) bandas individuais de 205, -160, 97, 66, 43 e -38 KDa **(Figura 18, pista A)**. Enquanto que o perfil electroforético da Cer. Ag irradiado mostrou as mesmas bandas que o normal, exceto a banda 66, para além de (2) mais bandas que eram -50 e 24 KDa (total de 7 bandas) **(Figura 18, pista B).**

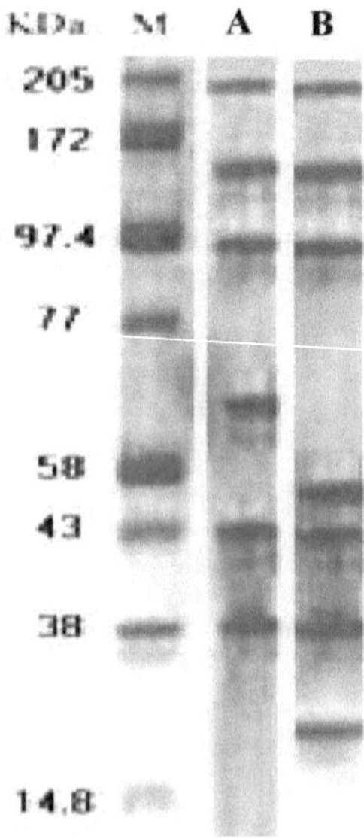

Figura (18): SDS-PAGE.
M: Marcador; Pista A: Cerc. Ag normal e pista B: Cer. Ag irradiado.

III. Imunoblotting (Western blot)

Em primeiro lugar, testámos a reatividade de soros combinados infectados com *S. mansoni* com os soros fraccionados de Cer. irradiada e normal. Ags. Neste caso, o soro agrupado identificou apenas duas bandas antigénicas do antigénio normal: 97 KDa e -32 KDa. Além disso, o soro *de S. mansoni* agrupado identificou (4) bandas do antigénio irradiado (2) como o normal; 97 KDa e -32 KDa, para além da banda de -50 KDa e da banda de 43 KDa **(Figura 19).**

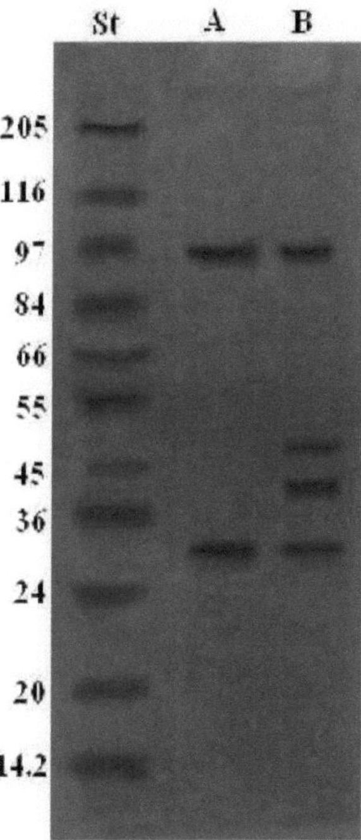

Figura (19): Análise imunoblot do antigénio cercariano normal e irradiado utilizando soros agrupados de doentes com esquistossomose *mansónica.*

St: Padrões de peso molecular; Faixa A: Cerc. Ag normal e pista B: Cer. irradiada Ag

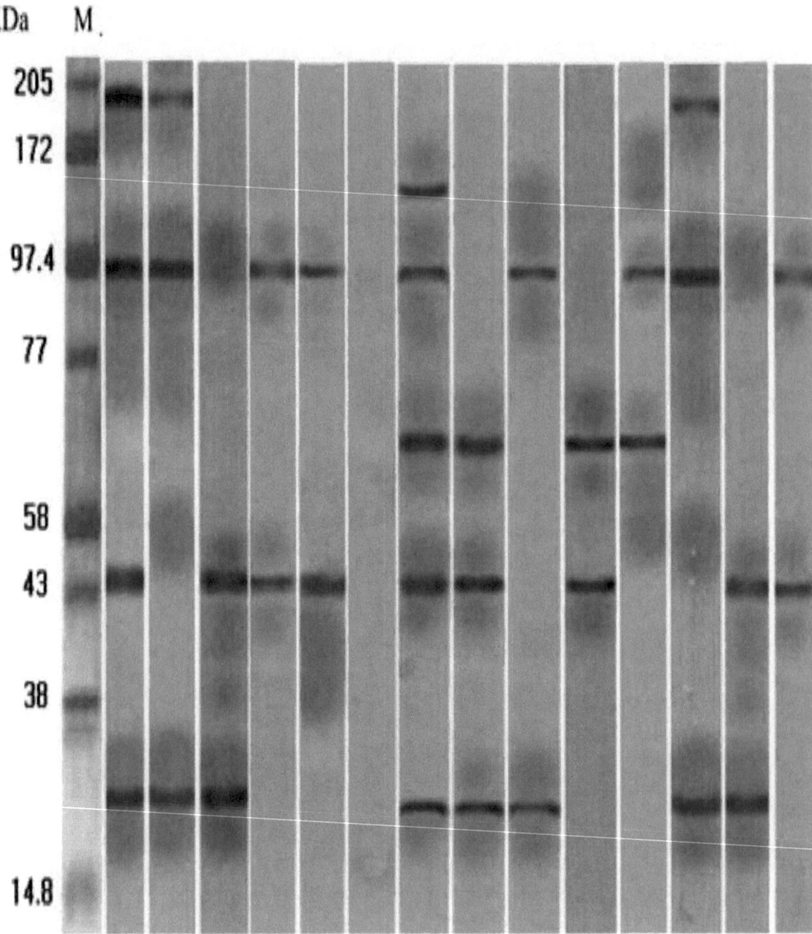

Figura (20): Análise imunoblot do antigénio cercariano irradiado utilizando IgG total com soros individuais de doentes com esquistossomose *mansónica* (grupo I).

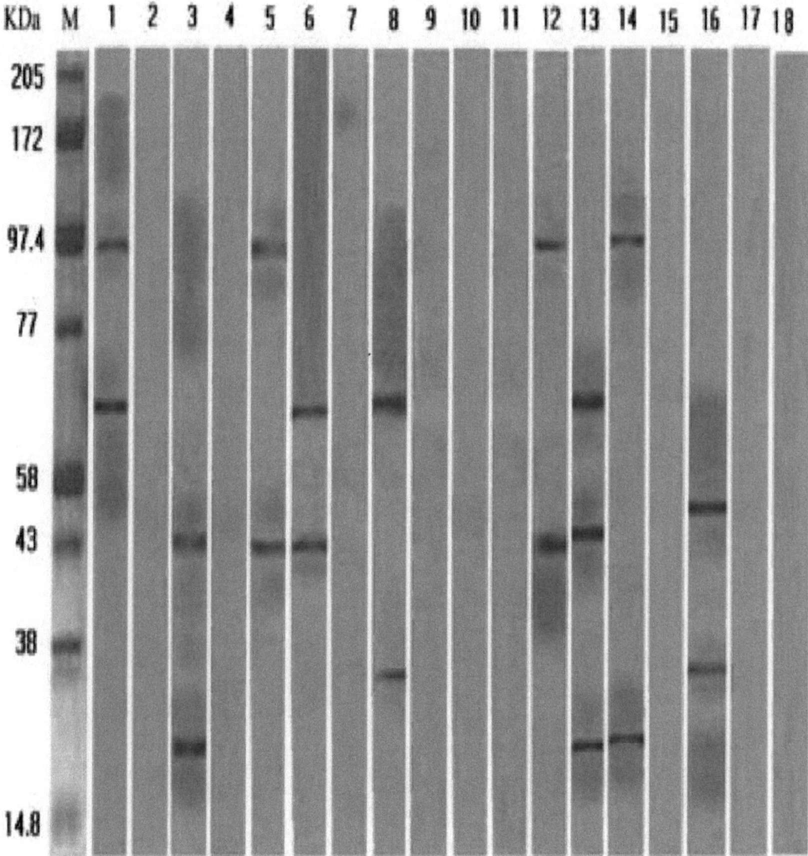

Figura (21): Análise imunoblot do antigénio cercariano irradiado utilizando IgG total com soros de doentes com outros parasitas que não a esquistossomose (grupo II).
(1-3= faciolíase, 4-10= toxoplasmose, 11-13= hidatidose, 14-18= amebíase).

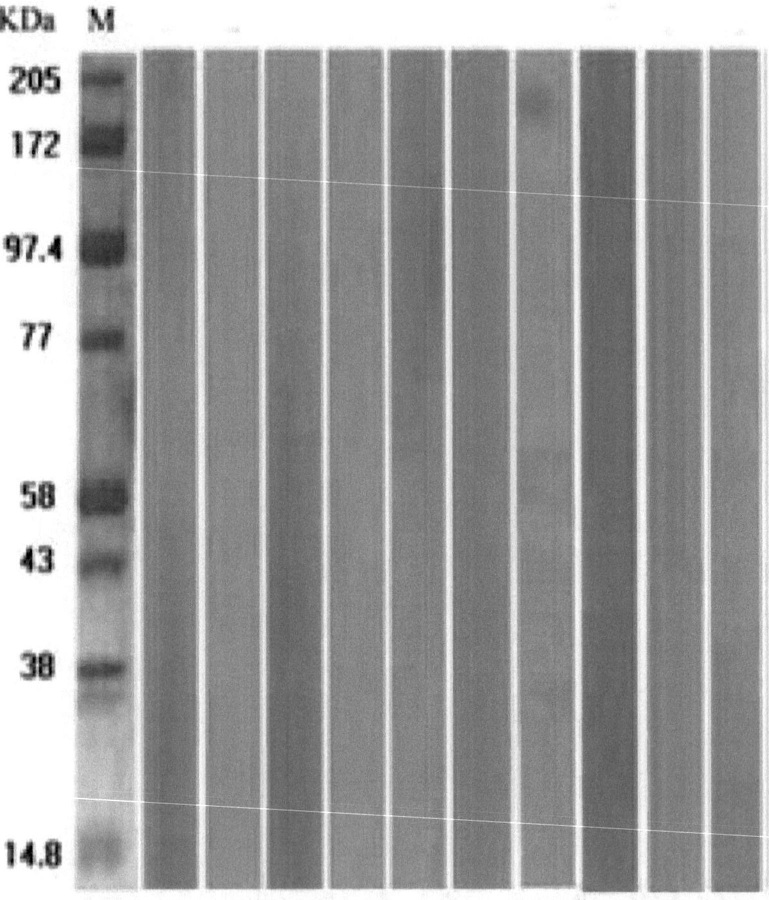

Figura (22): Análise de Immunoblot do antigénio cercariano irradiado utilizando IgG total com soros de indivíduos de controlo negativo.

Tabela (2): Positividade de diferentes bandas de peso molecular (MW) reconhecidas pela análise imunoblot de IgG total de Cercariae irradiadas contra diferentes soros.

Bandas antigénicas	Esquistossomose (n= 14)		Fasciolíase (n= 3)		Toxoplasmose (n= 7)		Hidatidose (n= 3)		Amebíase (n= 5)		Controlos (n= 10)	
	+Ve	%	+Ve	%	+Ve	%	+Ve	%	+Ve	%	+Ve	%
97 KDa	9	64.3	1	33.33	1	14.3	1	33.33	1	20	0	0

66 KDa	4	28.6	1	33.33	2	28.57	1	33.33	0	0	0	0
43 KDa	9	64.3	1	33.33	2	28.57	2	66.66	1	20	0	0
24 KDa	8	57.2	1	33.33	0	0	1	33.33	1	20	0	0

Escolhemos os (14) soros infectados com *S. mansoni* que obtiveram as leituras de DOs mais elevadas no ELISA para testar a sua reatividade contra o antigénio irradiado que, por sua vez, deu origem a (4) bandas com o soro de esquistossomose agrupado.

Verificou-se que 97 KDa e 43 KDa reagiram com (9) soros infectados com *S. mansoni*, dando uma sensibilidade de 64,3 %. O 66 KDa apresentou a sensibilidade mais baixa, de 28,6 %, uma vez que reagiu apenas com (4) soros de esquistossomose.

Surpreendentemente, houve uma banda que não foi reconhecida pelo soro agrupado, a 24 KD, que apresentou uma sensibilidade de 57,2% ao reconhecer (8) soros infectados com *S. mansoni*.

Nenhuma destas bandas reagiu com qualquer um dos (10) soros de controlo saudáveis **(Figura 20).**

A banda de 24 KDa identificou o menor número de soros (3 soros) de doentes infectados com outros parasitas, que eram (1) fasciolíase, (1) amebíase e (1) hidatidose, enquanto a banda de 43 KDa reconheceu falsamente o maior número (6 soros) de soros parasitários, que eram (1) fasciolíase, (2) toxoplasmose, (2) hidatidose e (1) amebíase. As outras (2) bandas reagiram com (4) soros para cada um, em que a de 66 KDa reagiu com (1) fasciolíase, (2) toxoplasmose e (1) hidatidose e a de 97 KDa identificou (1) fasciolíase, (1) toxoplasmose, (1) hidatidose e (1) soros de amebíase **(quadro 2).**

Tabela (3): Análise das bandas de peso molecular mais significativas no western blot de Cer. Ag.

Bandas antigénicas	Sensibilidade %	Especificidade %	PPV %	VAL %	Exatidão %
97 KDa	64.3	85.7	69.2	82.7	78.6
66 KDa	28.6	85.7	50	70.6	66.7
43 KDa	64.3	78.7	60	81.5	73.8
24 KDa	57.2	89.3	72.7	80.6	78.6

A banda de 24 KDa atingiu a especificidade mais elevada com 89,3%, enquanto 43 KDa revelou a especificidade mais baixa (78,7%). As outras duas bandas apresentaram a mesma especificidade, que foi de 85,7% **(Quadro 3).**

Além disso, o 24 KDa revelou o VPP mais elevado, com 72,7%, seguido do 97 KDa, com 69,2%, depois do 43 KDa, que atingiu 60%, enquanto o 66 KDa registou o menor VPP, com 50% **(quadro 3).**

O 97 KDa revelou o VAL mais elevado com 82,7%, seguido do 43 KDa com 81,5%, depois do 24 KDa que atingiu 80,6%, enquanto o 66 KDa registou o VAL mais baixo com 70,6% **(quadro 3).**

Finalmente, a maior precisão de diagnóstico foi alcançada por 97KDa e 24 KDa com 78,6 %, 43 KDa revelou uma precisão de diagnóstico de 73,8 % e 66 KD a mostrou a menor precisão com 66,6 % **(Quadro 3).**

Tabela (4): Comparação entre os ensaios WB e ELISA.

Teste		Sensibilidade %	Especificidade %	PPV %	VAL %	Exatidão %
WB	97 KDa	64.3	85.7	69.2	82.7	78.6
	66 KDa	28.6	85.7	50	70.6	66.7
	43 KDa	64.3	78.7	60	81.5	73.8
	24 KDa	57.2	89.3	72.7	80.6	78.6
ELISA	Cer. irradiado Ag.	100%	87%	84%	100%	92.3%
	Cer. normal. Ag.	100%	83.9 %	80.7%	100%	90.4%

Capítulo 4

Discussão

O diagnóstico da esquistossomose depende de uma combinação de história clínica, microscopia e serologia. As apresentações clínicas são diversas e o doente cronicamente infetado é frequentemente assintomático. A base tradicional do diagnóstico tem sido, por conseguinte, a microscopia das fezes para a deteção de óvulos *de S. mansoni*. No entanto, existem limitações à utilização deste método como única técnica de diagnóstico. A sensibilidade da microscopia depende da carga parasitária, e demonstrou-se que tem uma sensibilidade de apenas 22% em comparação com a serologia no contexto da infeção importada **(Chand *et al.*, 2010).**

Além disso, os métodos parasitológicos de diagnóstico também têm baixa sensibilidade em doentes com a fase aguda da doença ou com infeção de baixa intensidade. Além disso, a variação diária e circadiana da excreção de ovos pode levar a estimativas incorrectas da prevalência e da intensidade da infeção. Para ultrapassar este problema, foram desenvolvidos vários testes imunológicos para o diagnóstico da esquistossomose **(Aly *et al.*, 2013).**

A deteção de anticorpos anti-esquistossomóticos é um complemento útil à microscopia. A maioria dos testes serológicos actuais utiliza preparações de antigénio de ovos ou de vermes adultos para detetar anticorpos, principalmente IgG, IgM ou IgE, contra o antigénio solúvel do verme ou o antigénio solúvel do ovo através de um ensaio de imunoabsorção enzimática (ELISA), hemaglutinação indireta ou imunofluorescência. Estes testes são, por conseguinte, limitados na deteção da infeção precoce e não têm sido úteis na avaliação da resposta ao tratamento, devido à persistência de anticorpos **(Chand *et al.*, 2010).**

A importância do desenvolvimento de novas ferramentas de diagnóstico adequadas aos requisitos em mudança dos programas de controlo está agora a tornar-se amplamente reconhecida, apesar de esta área de investigação ser frequentemente considerada menos importante do que outras, como o desenvolvimento de medicamentos e vacinas **(Boatin *et al.*, 2012).**

Há muito que se sabe que é possível demonstrar anticorpos anti-cercária em soros de infeção humana, por exemplo, através da chamada reação de cercarien hullen, mas as cercárias de esquistossoma não têm sido frequentemente utilizadas para detetar anticorpos no imunodiagnóstico da esquistossomose, talvez devido a uma relativa falta de sensibilidade e especificidade. Estudos mais recentes indicaram que o novo antigénio cercarial *Schistosoma mansoni* cercarial transformation fluid (SmCTF) tem um desempenho equivalente ao SmSEA para o diagnóstico de infecções por *S. mansoni* e *S. haematobium* **(Chand *et al.*, 2010; El-Aswad *et al.*, 2011 e Smith *et al.*, 2012).**

Além disso, suspeita-se que as moléculas de hidratos de carbono derivadas do glicocálix cercarial, que se solubilizam durante a transformação das cercárias em esquistossomose, sejam a principal porção antigénica do SmCAg reativo em ELISA **(Smith *et al.*, 2012).**

Um estudo preliminar indicou que o SmCTF deu, de facto, uma reatividade muito semelhante ao SmSEA quando reagiu em ELISA com soros de infectados com esquistossoma e, por isso, pode substituir o SmSEA **(El-Aswad *et al.*, 2011 e Smith *et al.*, 2012).** Verificou-se também que os anticorpos contra a cercária apresentam títulos mais elevados do que os anticorpos contra o verme ou o ovo no início da infeção **(Chand *et al.*, 2010).**

O presente estudo avaliou o antigénio cercarial bruto como uma nova preparação de antigénio cercarial em ELISA e WB. Esta preparação de antigénio oferece muitas vantagens potenciais. As cercárias são mais fáceis de produzir do que os ovos e a necessidade de animais de laboratório é muito menor. Os testes baseados no antigénio cercarial seriam, portanto, mais fáceis de ampliar.

Ao rever a literatura, esta investigação pode ser o primeiro ensaio a avaliar o potencial valor de diagnóstico do antigénio bruto de cercárias de *S. mansoni*.

No presente estudo, foram incluídos dois tipos de antigénios cercarianos, normais e irradiados. Uma explicação para a utilização do Cer.Ag irradiado é a imunogenicidade dos parasitas atenuados por irradiação, com base no facto de a irradiação alterar os antigénios presentes na superfície do parasita. Nesta hipótese, a radiação converte uma molécula de superfície pouco imunogénica numa molécula nova/altamente imunogénica. Em alternativa, a irradiação pode resultar numa maior exposição de determinados antigénios crípticos que são altamente protectores mas que, normalmente, só são expostos de forma limitada. Também é possível que a irradiação afecte algum componente não proteico do parasita, e foi demonstrado que os parasitas normais e irradiados têm propriedades diferentes de ligação a lectinas, indicando diferenças nos seus hidratos de carbono de superfície **(Hewitson *et al.*, 2005).**

Além disso, **Yang *et al.* (2009)** referiram que algumas proteínas estruturais e motoras, enzimas associadas ao metabolismo energético, moléculas associadas à via de transdução de sinal e proteínas de choque térmico, que têm um papel significativo nas cercárias, foram alteradas após uma determinada dose de irradiação gama.

Com base na evidência de que grande parte dos anticorpos induzidos pela infeção por *S.mansoni* é específica para epítopos glicânicos **(Weiss *et al.*, 1986 e Kariuki *et al.*, 2008)** e que as moléculas de ovo e cercarias *de S.mansoni* têm muitos epítopos glicânicos em comum **(Robijn *et al*, 2005 e Smith *et al.*, 2012),** o presente estudo começou a investigar se o antigénio cercarial solúvel *do S.mansoni* (sob a forma de antigénio bruto) pode substituir o SmSEA como alvo de anticorpos no imunodiagnóstico da esquistossomose.

No presente estudo, o objetivo foi identificar, caraterizar e avaliar o potencial imunodiagnóstico dos epítopos antigénicos expressos por cercárias normais e atenuadas *de S. mansoni*. Em primeiro lugar, foi adotado o método ELISA para avaliar a potência dos dois antigénios. Todos os soros positivos, avaliados por exame microscópico das amostras de fezes correspondentes, reagiram positivamente com os dois antigénios. Os valores de densidade ótica das amostras de soro examinadas de doentes com esquistossomose *mansónica* em relação ao antigénio de cercárias normais variaram entre (0,217 - 1,229), os soros infectados com amebíase (0,509 - 1,095) e os valores de DO dos soros infectados com fasciolíase (0,952).Enquanto as amostras de soro examinadas de doentes com esquistossomose *mansónica* com antigénio cercarial irradiado, os valores de DO variaram entre (0,690 -1,262), os soros infectados com amebíase (0,709 - 1,038) e os valores de DO dos soros com fasciolíase (0,913).

Ao estudar a resposta dos anticorpos em relação a cada um dos antigénios, verificou-se que (14) os soros infectados com *S. mansoni* apresentaram uma resposta de anticorpos mais elevada, indicada pelos valores de D.O., contra o Cer. Ag. irradiado do que o normal. Além disso, verificou-se uma resposta significativa ($P<0,05$) de anticorpos mais elevada no caso do antigénio irradiado através da comparação das D.O. de doentes infectados com *S. mansoni* que reagiram com o antigénio irradiado e com o antigénio normal. Ambos os antigénios alcançaram uma sensibilidade de 100%, uma especificidade de 83,9% para o Cer.Ag normal e uma especificidade de 87% para o Cer.Ag irradiado.

No que diz respeito à sensibilidade e à especificidade da utilização de CTF, **El-Aswad *et al.* (2011)** referiram que, em áreas endémicas, a sensibilidade se situa entre 20% e 65%, se o ensaio for configurado para apresentar uma especificidade superior a 90% (o que corresponde a um limite de corte ELISA de 0.2 O.DU), o que indica que o desempenho do ensaio pode variar de região para região, quer o antigénio seja o SEA, o CTF ou o antigénio do verme adulto do *S. mansoni* (SWAP), anteriormente popular; a especificidade é invariavelmente inferior à observada em áreas não endémicas. Foram apresentadas várias explicações para este fenómeno, incluindo: infeção ativa de baixo nível em não secretores de ovos, anticorpos remanescentes após uma infeção recente (tratada ou não) e a presença de anticorpos de reação cruzada dirigidos contra outros organismos. Há provas de que muitas pessoas que vivem em áreas endémicas têm esquistossomose subclínica, em que a carga parasitária é demasiado baixa para ser detectada por microscopia parasitológica de rotina, mas estão presentes títulos significativos de anticorpos anti-esquistossoma. Além disso, os doentes que fizeram quimioterapia estão normalmente curados de forma incompleta e podem ter infecções de baixo nível semelhantes **(Hamilton *et al.*, 1998 e Doenhoff *et al.*, 2004).**

O antigénio solúvel do ovo de *Schistosoma mansoni* (SEA) tem uma sensibilidade comunicada de 92,3% para *S. haematobium* e 96,2% para *S. mansoni*, e uma especificidade de

97,4% em ELISA. Este teste ELISA pode ser utilizado de forma fiável apenas a partir de 3 meses após a exposição **(Tosswill, 1986).** Foi demonstrado que reage de forma cruzada com a infeção por *Fasciola*, tendo sido sugerido que os soros positivos para o antigénio de superfície da hepatite B também contribuem para a falsa positividade. Outra desvantagem dos antigénios de ovos é que a sua produção é trabalhosa, uma vez que os ovos de esquistossoma têm de ser colhidos de animais de laboratório infectados **(Tosswill, 1986).**

Os antigénios purificados de vermes adultos permitiram a obtenção de antigénios microssomais de *S. mansoni* (MAMA) e de *S. haematobium* com sensibilidades de 96 e 98% para o diagnóstico da esquistossomose devida a *S. mansoni* e *S.haematobium*, respetivamente. No entanto, a sensibilidade de diagnóstico para casos produzidos por outras espécies é inferior. O ELISA para MAMA permite o diagnóstico de apenas 55 a 83% dos casos causados por *S. haematobium* **(Prado *et al.*, 2004).**

El-Aswad *et al.* (2011) referiram que o teste ELISA utilizando CTF como antigénio de deteção tinha uma sensibilidade de 89,7% e uma especificidade estimada de 100% quando utilizado em regiões não endémicas, correspondendo ao desempenho do teste SEA ELISA estabelecido em comparação com o nosso trabalho, ambos os antigénios alcançaram uma sensibilidade de 100%, uma especificidade de 83,9% para Cer.Ag. normal e uma especificidade de 87% para Cer.Ag. irradiado.

No presente estudo, a Cer. Ag irradiado é mais elevado do que o Cer. Ag normal em relação ao VPP (84% vs. 80,7%), no entanto, ambos os antigénios apresentaram 100% de VPN. Finalmente, o antigénio irradiado obteve uma melhor precisão do que o antigénio normal (92,3% e 90,4%, respetivamente).

A reatividade cruzada serológica é um problema com os ensaios SEA e cercarial. Ambos os ensaios reagem, em certa medida, com soros de infecções por *Trichinella*, *Fasciola* e *Hydatid*. Este nível de reatividade cruzada pode ser demasiado elevado para o trabalho com populações em massa em áreas onde outros helmintas são prevalentes **(Chand *et al.*, 2010).**

No que diz respeito à reatividade cruzada, **Van Gool *et al.* (2002)** e **El-Aswad *et al.* (2011)** indicaram que a reação cruzada com anticorpos dirigidos contra outras espécies é uma causa predominante de fraca especificidade e sugerem que os antigénios recombinantes ou peptídicos bem definidos derivados de proteínas não conservadas podem ser os antigénios de eleição para ensaios utilizados em regiões endémicas. **El-Aswad *et al.* (2011)** referiram que o CTF teve um desempenho quase idêntico ao SEA com soros do conjunto de controlo não endémico, e muito melhor quando o conjunto de controlo completo ou os controlos egípcios saudáveis foram considerados como os da área endémica. **Wuhrer *et al.* (1999)** afirmaram que existia uma correlação estreita entre os títulos de anticorpos anti-SEA e anti-CTF, o que não é surpreendente, uma vez que se demonstrou que a reatividade significativa dos anticorpos é dirigida contra epítopos glicânicos partilhados tanto pelas cercárias como pelos ovos. No entanto, a CTF produziu muito menos resultados falsos positivos do que a SEA, o que sugere que não possui epítopos responsáveis pela reatividade cruzada na SEA **(Wuhrer *et al.*, 1999).**

El-Aswad *et al.* (2011) referiram que a CTF era substancialmente mais específica do que a SEA para o diagnóstico na região endémica e menos suscetível do que a SEA a anticorpos de reação cruzada no soro de controlos com outras infecções por protozoários e metazoários.

No que diz respeito ao nosso objetivo de caraterizar os epítopos antigénicos dos antigénios cercarianos normais e irradiados, a SDS-PAGE revelou que o Cer. Ag normal resolveu-se em (6) bandas individuais de 205, -160, 97, 66, 43 e -38 KDa, enquanto o perfil electroforético do Cer. Ag irradiado mostrou as mesmas bandas que o normal, exceto a banda 66, para além de (2) mais bandas que eram -50 e 24 KDa (total de 7 bandas).

Para testar a potencialidade de diagnóstico, o agrupamento de cada antigénio com o soro *de Schistoma mansoni* utilizado no WB identificou apenas duas bandas antigénicas do Cer. Ag normal; 97 KDa e -32 KDa. Enquanto que o soro *de S.mansoni* agrupado identificou (4) bandas do antigénio irradiado (2) como o normal; 97 KDa e -32 KDa, para além da banda de -50 KDa e da banda de 43 KDa.

Com base no maior desempenho do Cer. Ag. irradiado em comparação com o normal, foi estudada a caraterização dos epítopos antigénicos das cercárias irradiadas e avaliada a sua potencialidade no imunodiagnóstico da esquistossomose *mansónica*.

O Western blot revelou que 97 KDa e 43 KDa reagiram com (9) soros infectados com *S. mansoni*, dando uma sensibilidade de 64,3 %. O 66 KDa apresentou a sensibilidade mais baixa, de 28,6 %, uma vez que reagiu apenas com (4) soros de esquistossomose.

Surpreendentemente, houve uma banda que não foi reconhecida pelo soro agrupado, a 24 KD, que apresentou uma sensibilidade de 57,2% ao reconhecer (8) soros infectados com *S. mansoni*.

Nenhuma destas bandas reagiu com qualquer um dos (10) soros de controlo saudáveis.

Ao estudar a especificidade dos epítopos antigénicos registados através da reação cruzada com outros parasitas que não a esquistossomose, a banda de 24 KDa identificou o menor número de soros (3 soros) de doentes infectados com outros parasitas que eram (1) fasciolíase, (1) amebíase e (1) hidatidose, enquanto a banda de 43 KDa reconheceu falsamente o maior número (6 soros) de soros de parasitas que eram (1) fasciolíase, (2) toxoplasmose, (2) hidatidose e (1) amebíase. As outras (2) bandas reagiram com (4) soros para cada uma, em que a de 66 KDa reagiu com (1) fasciolíase, (2) toxoplasmose e (1) hidatidose e a de 97 KDa identificou (1) fasciolíase, (1) toxoplasmose, (1) hidatidose e (1) amebíase.

A banda de 24 KDa alcançou a especificidade mais elevada com 89,3%, enquanto 43 KDa revelou a especificidade mais baixa (78,7%). As outras duas bandas apresentaram a mesma especificidade, que foi de 85,7%.

Relativamente ao valor preditivo positivo (VPP), o 24 KDa revelou o VPP mais elevado com 72,7%, seguido do 97 KDa com 69,2%, depois o 43 KDa que atingiu 60%, enquanto o 66 KDa registou o menor VPP com 50%.

Relativamente ao valor preditivo negativo (VPN), o 97 KDa revelou o VPN mais elevado, com 82,7%, seguido do 43 KDa, com 81,5%, e do 24 KDa, que atingiu 80,6%, enquanto o 66 KDa registou o VPN mais baixo, com 70,6%.

Finalmente, a maior precisão de diagnóstico foi alcançada por 97KDa e 24 KDa com 78,6%, 43 KDa revelou uma precisão de diagnóstico de 73,8% e 66 KD a mostrou a menor precisão com 66,6%.

Um antigénio de 36-KDa recomendado por **Noya *et al.* (1995)** e uma fração de proteínas Sm31/32 altamente imunogénica (homóloga à catepsina B e à asparaginil endoprotease *do S.mansoni*, respetivamente, relatada por **Valli *et al.* (1999)**, foram considerados marcadores serológicos úteis para o diagnóstico e para a diferenciação, por immunoblotting, entre infeção aguda e crónica por esquistossomose em áreas de baixa transmissão **(Cesari *et al.*, 2005)**.

Sulahian *et al.* (2005) referiram que a sensibilidade da análise WB utilizando tiras de antigénio comercialmente disponíveis foi de 97,3% para soros de doentes com casos serologicamente comprovados e 84,5% para soros de doentes com esquistossomose comprovada, com uma sensibilidade e especificidade globais para ambos os grupos de doentes de 89,5 e 100%, respetivamente. Foram obtidos perfis de WB reprodutíveis em experiências repetidas e permitiram a identificação de seis bandas bem definidas que eram caraterísticas da infeção por *Schistosoma*. As massas destas bandas variavam entre 65 e 120 kDa. **Sulhian *et al.*, (2005)** concluíram que as bandas < 65 kDa eram pouco específicas e não podiam ser utilizadas para o diagnóstico. Em comparação, **Prado *et al.* (2004)** referiram que a utilização de antigénios homólogos de microssomas de adultos permitiu a deteção da banda de 30 kDa altamente específica para a infeção por *S. mansoni* e a deteção da banda de 23 kDa específica para a infeção por *S. haematobium*. Estas discrepâncias podem ser devidas à utilização de diferentes preparações antigénicas.

Evengard *et al.* (1990) referiram que, na técnica de western blot, utilizando um antigénio liofilizado de vermes adultos de *S.mansoni*, os anticorpos IgG1 e IgG3 reconheceram antigénios de 32-35KD. Os anticorpos contra estes antigénios poderiam, assim, ser um marcador de infeção precoce em visitantes previamente não expostos a áreas endémicas.

A técnica WB com antigénio bruto de vermes adultos é essencialmente qualitativa e não pode ser utilizada em estudos longitudinais para a avaliação do tratamento. **Sulahian *et al.* (2005)** recomendaram a utilização de antigénios microssomais de *S.mansoni* (MAMA) e *S.haematobium* (HAMA) e o desenvolvimento de ensaios rápidos, altamente específicos e sensíveis, como o Falcon Assay Screening Test (FAST)-ELISA e a análise WB como ensaios de rastreio e de confirmação, respetivamente, para a deteção das espécies que causam a infeção.

Peralta *et al.* (2009) verificaram que a sensibilidade da técnica de western blot foi de (87%), enquanto a especificidade foi de (89%) no diagnóstico da esquistossomose *mansónica*, tendo o autor referido que a técnica de western blot deve ser utilizada para obter informações epidemiológicas fiáveis.

O teste de transferência imunoelectro-enzimática (EITB) é capaz de diferenciar as infecções causadas pelas três espécies do género *Schistosoma* de maior importância no ser humano. A sensibilidade do teste EITB com antigénios microssomais adultos monólogos (MAMA) foi de 83,6%, enquanto que o rastreio EITB com antigénios microssomais adultos homólogos (HAMA) foi capaz de detetar uma percentagem significativamente mais elevada de pessoas infectadas (98,5%) **(Al-Sherbiny *et al.*, 1999).**

Resumo, conclusões e recomendações

Apesar dos esforços intensivos para o controlo da doença, a esquistossomose continua a ser altamente prevalente na maioria dos países endémicos. No Egito, continua a ser endémica em algumas províncias do Delta, com uma prevalência que desceu abaixo dos 2% da população total, tendo sido registadas fossas quentes em algumas províncias.

O desenvolvimento e a implementação de metodologias óptimas para o diagnóstico são cruciais em todos os aspectos do controlo da esquistossomose e será necessária uma sensibilidade elevada, bem como uma especificidade absoluta, à medida que os programas mudam a sua ênfase do controlo para a eliminação.

Foi descrita uma série de abordagens para melhorar a exatidão dos ensaios de imunodiagnóstico. Estas incluem a utilização de extractos específicos do parasita, como o extrato de cercarias, a utilização de proteínas recombinantes como alvos de imunodiagnóstico ou a utilização de um conjunto de péptidos sintéticos selecionados com base na sequência de aminoácidos de proteínas de diferentes preparações antigénicas de S. *mansoni.*

A taxa de introdução do immunoblotting no repertório de ensaios para o serodiagnóstico de infecções parasitárias tem vindo a aumentar. Vários investigadores relataram a utilidade da análise Western blot (WB) para diferenciar entre infecções recentes e crónicas por *Schistosoma* e diferentes espécies de *Schistosoma* e para reconhecer o isótipo em crianças infectadas.

O presente estudo avaliou uma nova preparação de antigénio cercariano por ELISA e WB. Ao rever a literatura, este pode ser o primeiro ensaio a avaliar o potencial valor de diagnóstico do antigénio bruto de cercárias de *Schistosoma mansoni.*

Cinquenta e dois indivíduos foram incluídos no presente estudo. 39 Os doentes foram selecionados nas clínicas de ambulatório dos Hospitais da Universidade de Menoufia e dos Hospitais da Universidade de Mansoura:

Grupo I: incluiu (21) pacientes que eram positivos para esquistossomose *mansoni* e negativos para outras infecções parasitárias.

Grupo II: incluiu (18) pacientes que foram negativos para esquistossomose *mansônica* e positivos para outras infecções parasitárias; (3) fasciolíase, (5) amebíase, (7) toxoplasmose e (3) hidatidose.

Grupo III: incluiu (13) indivíduos aparentemente saudáveis que foram selecionados de entre estudantes e colegas com três amostras sucessivas negativas de fezes e urina.

As cercárias foram contadas e divididas em dois grupos: 2000 normais e 4000 expostas a irradiação gama de 0,4 cinzentos. A extração dos antigénios cercarianos de *S. mansoni* selecionados, normais ou irradiados, foi feita através de homogeneização e sonicação em tampão de extração e, em seguida, foi feita a estimativa da concentração de proteínas nos antigénios selecionados. A técnica ELISA indireta foi realizada utilizando antigénios cercarianos normais e irradiados em todos os grupos de soros recolhidos, os resultados foram calculados e configurados estatisticamente, revelando que a utilização de cer. Ag. irradiado dá melhores resultados do que o Cer. Ag. Ambos os antigénios alcançaram uma sensibilidade de 100% e o Cer. Ag normal atingiu uma especificidade de 83,9%, enquanto o Cer. Ag. irradiado revelou uma especificidade de 87%. Ag irradiado revelou uma especificidade de 87%.

A técnica de SDS-PAGE foi realizada para caraterizar o antigénio selecionado utilizando a coloração de coomassie, o gel foi examinado para visualizar a banda de intensidade crescente e depois digitalizado. Ag normal foi resolvido em (6) bandas individuais de 205, -160, 97, 66, 43 e -38 KDa.

Por outro lado, o perfil electroforético da Cer. Ag irradiado mostrou as mesmas bandas que o normal, exceto a banda 66, para além de (2) mais bandas que eram -50 e 24 KDa (total de 7 bandas).

A transferência electroforética de proteínas de SDS-PAGE para uma membrana de nitrocelulose foi feita primeiro para soros agrupados e depois para soros individuais. Inicialmente, testámos a reatividade dos soros combinados infectados com *S. mansoni* com os soros Irradiados e Normais fraccionados de Cer. Ags. O soro agrupado identificou apenas duas bandas antigénicas do antigénio normal: 97 KDa e -32 KDa. Além disso, o soro *de S. mansoni* agrupado identificou (4) bandas do antigénio irradiado de 97 KDa e -32 KDa, para além da banda de -50 KDa e da banda de 43 KDa.

Os soros individuais utilizados em WB com Cer.Ag. irradiado mostraram que as bandas de 97 KDa e 43 KDa deram uma sensibilidade de 64,3 %. A banda de 66 KDa apresentou a sensibilidade mais baixa, 28,6%, e a banda de 24 KD apresentou uma sensibilidade de 57,2%. A banda de 24 KDa alcançou a especificidade mais elevada com 89,3%, enquanto 43 KDa revelou a especificidade mais baixa (78,7%). As outras duas bandas mostraram a mesma especificidade, que foi de 85,7%, a maior exatidão de diagnóstico foi alcançada por 97KDa e 24 KDa com 78,6%, 43 KDa revelou uma exatidão de diagnóstico de 73,8% e 66 KD a mostrou a menor exatidão com 66,6%.

Em conclusão, embora ambos os antigénios tenham apresentado uma sensibilidade absoluta quando testados por ELISA indireto, no entanto o Cer. Ag. irradiado obteve melhores DO notáveis do que o Cer. Ag. Ag. normal e uma melhor especificidade devido à baixa reatividade cruzada com outros parasitas, além de ter dado um melhor valor de diagnóstico, pelo que é uma ferramenta eficaz para fazer um diagnóstico correto. Isto irá beneficiar o controlo final da esquistossomose em todo o Egito.

Em relação ao western blot, os antigénios de 97 KDa e 24 KDa do antigénio cercariano irradiado obtiveram bons resultados de diagnóstico. De um modo geral, a análise WB é uma ferramenta interessante para a deteção da esquistossomose.

Os resultados obtidos com este antigénio cercarial bruto são encorajadores na medida em que indicam que o antigénio cercarial bruto pode substituir o SEA como ferramenta para a deteção de anticorpos anti-esquistossoma.

Recomendações :

Recomenda-se:

- Utilização destes antigénios em estudos futuros, mas com amostras maiores para validar os resultados.
- Atenuar as cercárias *de Schistosoma* com outras doses de irradiação para tentar recuperar outras bandas antigénicas de interesse para o diagnóstico.
- Determinar se o antigénio bruto utilizado no nosso estudo pode também ser aplicado a outras espécies de esquistossomas. Isto será facilitado pela determinação da sequência proteica (ou pelo menos da sequência parcial) do nosso antigénio cercarial bruto por eletroforese em gel bidimensional.
- Teste da eficácia do antigénio cercariano irradiado no diagnóstico de diferentes fases da infeção aguda e crónica *por Schistosoma.*
- Estudos adicionais para a caraterização das bandas antigénicas de 97 KDa e 24 KDa.

Referências

Abd El-Aal A.A., El-Arousy M.H., El-Gendy A.M., Abd El-Kader T., Ismail S.A. e El-Badry A.A. (2005): Perfil de imunoglobulina pós-tratamento precoce na esquistossomose humana. J. Egypt. Soc. Parasitol; 35:167.

Abdel-Hafez M.A. e Bolbol A.H. (1992): Sigmoidoscopia de fibra ótica comparada com a técnica de Kato no diagnóstico e avaliação da intensidade da infeção por *Schistosoma mansoni*. Trans. R. Soc. Trop. Med. Hyg.; 86: 641.

Abdel-Magied S.A., Abo-Shady A.F., Ali M.M. e Rizk M.S. (1984): Testes de contraimunoelectroforese e de precipitina circunoval no serodiagnóstico do *Schistosoma mansoni*. J. Egypt. Soc. Parasitol; 14(1): 173-177.

Abdel-Rahman E., Bashtar A., Hassanain M., Hassanain N. e Toaleb N. (2014): Avaliação de um candidato a vacina isolado de produtos excretórios-secretores *de Fasciola gigantica* em coelhos. Global Veterinaria; 13: 720-727.

Abdel-Wahab M., El-Enein A., Abou-Zeid M., El-Fiky A., Abdallah T., Fawzy M., Fouad A. *et al.* (2000): Carcinoma hepatocelular em Mansoura-Egito: Experiência de 385 pacientes num único centro. Hepatogastroenterol; 47(33): 663-668.

Alnassir W.e King C. (2009): In: Abhay R. Satoskar, Gary L. Simon, Peter J. Hotez, V. Parasitologia médica, esquistossomose: *Schistosoma mansoni*, capítulo 18:118-129.

Al-Sherbiny M.M.A., Osman A.M., Hancock k., Decider A.M., e Tsang V.C.W. (1999): Application of immunodiagnostic assays: detection of antibodies and circulating antigens in human schistosomiasis and correlation with clinical findings. Am. J. trop .Mod .Hyg.; (60) : 960 -966.

Aly I., Zalat R., El-Aswad B.W., Moharm I.M., Masoud B.M. e Diab T. (2013): Novo ensaio de aglutinação de látex baseado em esferas nanomagnéticas para o diagnóstico rápido da esquistossomose humana *haematobium*. Intern. J. Med. Health, Pharm. Biomed. Eng.; 7(12): 641-647.

Ashton M.S., Noya O.T. e Rowe D.S. (2001): Efeito da esquistossomose na enzima hepática em ratos infectados com cercárias de *S. mansoni*. Am. J. Med. Hyg., 62:55-64.

Attallah A.M., El Masry S., Ismail H., Rizk H., Handousa A. e El Bendary M. (1999): Deteção rápida de um antigénio circulante *de Schistosoma mansoni* excretado na urina de indivíduos infectados através da utilização de um anticorpo monoclonal. J. Clin. Microbiol; (37): 354 -7.

Bahgat M., Francklow K., Doenhoff M., Li Y., Ramzy R., Kirsteni C. e Ruppeli A. (2001): A infeção induz anticorpos contra as secreções cercarianas, mas não contra as elastases cercarianas de *Schistosoma mansoni, Schistosoma haematobium, Schistosoma japonicum* e *Trichobilharzia ocellata*. Parasite Immunol; 23: 557-565.

Bakr I.M., Arafa N.A., Ahmed M.a., Mostafa M.E. e Mohamed M.K. (2007): Prevalência de *Schistosoma mansoni* e parasitas intestinais numa população rural do Egito e sua relação com caraterísticas sociodemográficas. Egito. J. Com. Med.; (25): 87-97.

Barrett A.J., Rawlings N.D. e Woessner J.F. (2004): Handbook of proteolytic enzymes, 2nd Ed., Academic press, London.

Beaver P.C., Jung R.C. e Cupp E.W. (1984): Schistosome or blood flukes. In: Clinical parasitology 9th Ed. Lea& Febrig, Philadelphia: 415-447.

Bica J., Hamer D.H. e Stadecker M.J. (2000): Infecções do fígado: Hepatic schistosomiasis. Infect. Dis. Clin. North Am.; 14(3): 583-604.

Bilharz T. (1852): Citado em Rytherford, P. (2000): O diagnóstico da esquistossomose em tecidos modernos e antigos por meio da imunocitoquímica. Chungara, Revista de Antropologia Chilena; 32(1):127-131.

Boatin B.A., Basanez M.G., Prichard R.K., Awadzi K., Barakat R.M. *et al.* (2012): A research agenda for helminth diseases of humans: Towards control and elimination.

PLoS Negl. Trop. Dis.; 6: e1547

Bosompem K. M., Jonas A., Otchere J., Haruna A., Kpo K.H. e Kojima S. (1998): Precisão do diagnóstico da esquistossomose urinária: comparação do método parasitológico e de um método de vareta baseado em anticorpos monoclonais. Parasitol. Interna; 47: 211 - 217.

Bradford M.M. (1976): Um método rápido e sensível para a quantificação de quantidades de microgramas de proteínas utilizando o princípio da ligação proteína-corante. Anal. Biochem. 7; 72:248-54.

Bradly D.J. e Mc Callough F.S. (1973): Produção e estabilidade de ovos e a epidemiologia de *S. mansoni*. Trans. R.Soc.Trop.Med. Hyg.; 67:491-500.

Brady C.P., Brindley P.J., Dowd A.J. e Dalton J.P. (2000): *Schistosoma mansoni*: a expressão diferencial das catepsinas L1 e L2 sugere junções biológicas discretas para cada enzima. Exp. Parasitol; 94: 75-83.

Braschi S., Curwen R.S., Ashton P.D., Verjovski A. S., e Wilson A. (2006): As membranas da superfície do tegumento do parasita do sangue humano *Schistosoma mansoni*: uma análise proteómica após extração diferencial. Proteomics; 6 (5): 1471-1482.

Brindly P.J., Kalinna B.H., Wong J.Y.M., Bogitsh B.J., King L.T., Smyth D.J. *et al.* (2001): Proteólise da hemoglobina humana pela catepsina D do esquistossoma. Mol. Biochem. Parasitol; 112: 103112.

Bruschi F. e Castagna B. (2004): O serodiagnóstico das infecções parasitárias. Parasitologia; 46(1-2): 141-4.

Butterworth A.E., Dunne D.W., Fulford A.J., Thorne K.J., Gachuhi K., Ouma J.H. e Sturrock R.F. (1992): Human immunity to *S. mansoni*, Observation on mechanisms and implications for control. J. Immunol. Invest; 27, 391-407.

Cao J. e Liu S. (1998): Imunização de ratos com tropomicina nativa de *Schistosoma japonicum* e *Oncomelania hupensis*. Chin. J. Parasitol. Parasitic dis.; 16: 406-410.

Cesari L.M., Fallen A.F., Mendozoa L., e Matos C. (2005): Deteção de antígenos de membrana *do Schistosoma mansoni* por análise de immunoblot de soros de pacientes de áreas de baixa transmissão. Clin. Diagn. Lab. Immunol ., (12): 280-6.

Chand M.A., Chiodini P.L. e Doenhoff M.J. (2010): Desenvolvimento de um novo ensaio para o diagnóstico da esquistossomose, utilizando antigénios cercarianos. Trans. R. Soc. Trop. Med. Hyg.; 104: 255258.

Clegg J.A. e Smithers S.R. (1970): Morte de *Schistosoma* cercariae durante a penetração da pele de mamíferos por *S. mansoni*. J. Parasitol; 58-111.

Collins III J., King R.S., Cogswell A., Williams D.L., e Newmark P.A. (2011): Um Atlas para órgãos de *Schistosoma mansoni* e estágios do ciclo de vida usando marcadores específicos do tipo de célula e microscopia confocal. PLoS. Negl. Trop. Dis.; 5(3): e1009.

Craig C.R. e Faust E.C. (1951): Clinical Parasitology, 5th Ed; Londres; Henry Kimton: 500-51.

Curwen R.S., Ashton P.D., Johnston D.A. e Wilson R.A. (2004): O proteoma solúvel *do Schistosoma mansoni*: uma comparação entre quatro fases do ciclo de vida. Mol. Biochem. Parasitol; 138: 5766.

David A. Dean (1983): *Schistosoma mansoni* e géneros relacionados adquiriram resistência em ratos. Exp parasitol, 1983, 55: 1-104.

Davis A. (2009): Schistosomiasis.In Cook, G.C. e Zumla,A.I. (Eds.). Manson s Tropical Diseases, 22 second edition.Saunders, Elsevier science limited, London: P.1425-1460.

De Jesus A.R., Silva A., Santana L. B., Magalhaes A., De Jesus A.A., De Almeida R. P. *et al.* (2002): Avaliação clínica e imunológica de 31 Pacientes com esquistossomose *mansoni* aguda. J. Infect. Dis.; (185):98-105.

Delcroix M., Sajid M., Caffrey C.R., Lim K.C., Dvorak J., Hsieh I. *et al.* (2006): A multienzyme network functions in intestinal protein digestion by a platyhelminth parasite. J. Biol. Chem.; 281: 39316-39329.
Delgado V.S. e Mclaren D.J. (1990): Evidência de que as células sensíveis ao rádio são centrais para a imunidade protetora da fase cutânea em camundongos CBA/C a, bem como em camundongos nativos protegidos com soro vacinal. J. Parasitol; 100:45-56.
Dessein A., Samuelson J.C., Butterworth A.E., Hogan M., Sherry B.A., Vadas M.A. e David T.R. (1981): Immune evasion by *S. mansoni* loss of susceptibility of antibody or complement dependant eosinophile attack by schistosomula cultured in medium free of macromolecules. Parasitol. 82(3): 357-74.
Doenhoff M.J., Chiodini J.P.L. e Hamilton J.V. (2004): Diagnóstico específico e sensível da infeção por *Schistosoma*: pode ser feito com anticorpos? Tendência. Parasitol.; (20):35-9.
Doleckova K., Kansy M., Mikes L., Cartwright J., Jedelsky P., Schneider E. *et al.* (2009): A expressão funcional e a caraterização de uma cisteína peptidase da fase invasiva do esquistossoma neuropatogénico *Trichobilharzia regent*. Int. J. Parasitol; 39: 201-211.
Dorsey C.H., Cousin C.E., Lewis F.A. e Stirewalt M.A. (2002): Ultra-estrutura da cercaria *de Schistosoma mansoni*. Micron; 33: 279-323.
Eberl M., Langermans J.A., Vervenne R.A., Nyame A.K., Cummings R.D., Thomas A.W. *et al.* (2001): Antibodies to glycans dominate the host response to schistosome larvae and eggs: O seu papel é protetor ou subversivo? J. Infect. Dis.; 183: 12381247.
El Aswad B.W., Doenhoff M.J., El Hadidi A.S., Schwaeblea W.J. e Nicholas J. L. (2011): Uso de calreticulina recombinante e fluido de transformação cercarial (CTF) no sorodiagnóstico de *Schistosoma mansoni*. Immunobiol; (216): 379-385.
El-Ganayni G.A. e Youssef M.E. (1992): Avaliação de *Schistosoma mansoni* adulto e antigénios cercarianos na serodignose da esquistossomose utilizando IHAT e ELISA. J. Egypt Soc. Parasitol; 22(2): 555-560.
El-Khoby T., Galal N., Fenwick A., Barkat R., El-Hawey A., e Nooman Z. (2000): The epidemiology of schistosomiasis in Egypt: summary findings in nine governorates. Am. J. Trop. Med. Hyg.; 62: 88-99.
El-Ridi R., Ismail S., Gaafar T. e El-demellawy M. (1997): Differential responsiveness of humans with early-stage schistosomiasis *haematobium* to *Schistosoma haematobium* soluble adult-worm and egg antigens. Parasitol. Res.; 83: 471477.
El-Zayadi A. (2004): Curse of schistosomiasis on Egyptian liver. World J. Gastroenterol; 10(8): 1079-1081.
Evengard B., Hammarstrom L., Smith C.I. e Linder E. (1990): Early antibody responses in human schistosomiasis. Clin. Exp. Immunol.; 80(1):69-76.
Fonseca C.T., Carvalho G.B. F., Alves C.C., e De Melo T.T. (2012): Proteínas do tegumento *de Schistosoma* no desenvolvimento de vacinas e diagnóstico: Uma atualização. J. Parasitol. Res., Artigo ID 541268, 8páginas.
Forrester S.G. e Pearce E.J. (2006): Immunobiology of schistosomes in parasitic flatworms: molecular biology, biochemistry, immunology and physiology A.G. Maule and N.J. Marks 174.
Garcia L.S. (2001): Exame macroscópico e microscópico de espécimes fecais. In: Garcia L (ed): Parasitologia Médica Diagnóstica; 4th Ed. Am. Soc. Microiol. Washington, DC.
Garcia L.S. (2007): Trematódeos do sangue: Esquistossomos In: Parasitologia Médica Diagnóstica 5th Ed; 445-477.

Garcia L.S. e Bruckner D.A. (1988): Exame macroscópico e microscópico de amostras fecais, p. 377-391. Em L. S. Garcia e D. A. Bruckner, Diagnostic medical parasitology. Elsevier Science Publishing Co., Inc., Nova Iorque.
Garken S.E., Mota-Santos T.A. e Vaz N.M. (1990): Evidências da participação de mastócitos na resistência inata de camundongos ao *S. mansoni*, efeito no tratamento *in vivo* com ionóforo. Bras. J. Med. Biol. Res.; 2:559-65.
Gomes L.I., Dos Santos M.L.H., Enk M.J., De Oliveira M.C., Coelho P.M. e Rabello A. (2010): Desenvolvimento e avaliação de um sistema sensível de PCR-ELISA para deteção de infeção por *Schistosoma* nas fezes. Plos Negl. Trop. Dis.; 4(4): e664.
Gonzalez-Sapienza G., LorenzoC., e Nieto A. (2000): Improved immunodiagnosis of cystic hydatid disease by using a synthetic peptide with higher diagnostic value than that of its parent protein. J. of Clin. Microbiol.; 38(11): 3979-83. Obtido em http://www.pubmedcentral.nih.gov/articlerender.fcgi?artid=8752 8&tool=pmcentrez&rendertype=abstract.
Gray D. J., Ross A.G, Li Y. S. e McManus D. P. (2011): Diagnóstico e gestão da esquistossomose. British Med. J.; 342 (7807): 1138.
Gryseels B., Polman K. e Clerinx (2006): Human schistosomiasis. Lancet; 368: 1106-18.
Guan X.Y. (1996): Estudo colaborativo sobre a avaliação de ensaios de imunodiagnóstico na esquistossomose *japonesa* através da avaliação da eficácia do tratamento. Chinese Med. J.; 109: 659-664.
Hailat e Hanash S.M. (1995): Uma técnica para identificação de proteínas celulares por western immunoblotting e imunoautoradiografia de página 2-d, Indian J. of Biochem. & Biophysics, 32(5): 240-244.
Hamilton J. V., Klinkert M., e Doenhoff J.M. (1998): Diagnosis of schistosomiasis: Deteção de anticorpos, com notas sobre métodos parasitológicos e de deteção de antigénios. Parasitol. 117: S41-S57.
Hewitson J. P., Hamblin P. A. e Mountford A. P. (2005): Imunidade induzida pela vacina de esquistossoma atenuada por radiação. Parasite Immunol; 27: 271-280.
Hirsh C., Almedia C.A., Doughty B.L. e Goes A. M. (1997): Characterization of *S. mansoni* 44.7/56.8 kDa egg antigens recognized by human monoclonal antibodies which induce protection against experimental infection and proliferation of peripheral blood mononuclear cells from schistosomiasis patients. Vaccine; 15:948-954.
Hogaboam J.P., Moore A.J. e Lawrence B.P. (2008): O recetor de hidrocarbonetos arila afecta compartimentos de tecido distintos durante a ontogenia do sistema imunitário. Toxicol Sci 102:160-170
Hussien H.M., El-Gindy I.M., Abdel-Hamid D.M., El-Wakil H.S. e Maher K.M. (2004): Caracterização de três tipos de antigénio solúvel de ovo de *schistosoma mansoni* e determinação do seu potencial imunodiagnóstico por imunoensaio Western blot. Egito. J. Immunol.; 11(1): 65-73.
Hussien M.R., Abu-Dief E.E., El-Hady H.A., Mahmoud S.S. e Salah E.M. (2005): Comparação quantitativa de esquistossomose *mansoni* e *haematobium* infectadas: análise de modelo animal da população de células de granuloma. J.Egypt. Soc. Parasitol.; 35(2): 467-47.
James S.L. e Cheever A.W. (1985): Comparação das respostas imunitárias entre ratinhos com elevada e baixa resposta nos modelos concomitante e vacinal ou resistência ao *S. mansoni*. J. Parasitol; 91:301.
James S.L., Skamene E. e Meltzer M.S. (1983): Macrófagos como células efetoras da imunidade protetora na esquistossomose murina. Variação nas actividades esquistossomulicida e tumoricida dos macrófagos entre estirpes de ratos e correlação com a resistência à reinfeção. J. Immunol.; 131(2): 948-953.

Jang-Lee J., Curwen R.S., Ashton P.D., Tissot B., Mathieson W., Panico M. ***et al.*** **(2007):** Glycomic analysis of *Schistosoma mansoni* egg and cercarial secretions. Mol. Cell. Proteomics; 6: 1485-1499.

Jeffrey K. Ator (2013): PhD - Elsevier's Integrated Review Immunology and Microbiology, 147-155.Copyright: 2012 by Saunders, an imprint of Elsevier Inc.1-11-2013.

Kanamura H.Y., Silva R.M., Chiodelli S.G., Glasser C.M. e Dias L.C. (2002): Teste de imunofluorescência IgM como ferramenta diagnóstica para estudos epidemiológicos da esquistossomose em áreas de baixa endemicidade. Mem. Inst. Oswaldo Cruz; 97(4): 485-489.

Kansy M., Mikes L., Dalton J.P., Mountford A.P. e Horak P. (2007): Comparação das actividades de cisteína peptidase em Trichobilharzia regent e *Schistosoma mansoni* cercariae. Parasitol; 134: 1599-1609.

Kariuki T.M., Farah I.O., Wilson R.A. e Coulson P.S. (2008): Antibodies elicited by the secretions from schistosome cercariae and eggs are predominantly against glycan epitopes. Parasite Immunol; 30(10):554-62.

Katz N., Chaves A. e Pellegrino J. (1972): Um aparelho simples para técnica quantitativa de esfregaço espesso de fezes para esquistossomose *mansoni*. Rev. Inst. Med. Trop. São Paulo; 14:397-400.

Kihara J.H., Eliud N.M., Eucharia U., Marium T., Adel E., Van Dam G. ***et al.*** **(2009):** Níveis de antigénio de ovo solúvel urinário na infeção por *Schistosoma haematobium* em relação ao sexo e à idade de crianças em idade escolar do Quénia após tratamento com praziquantel. Trans. Roy. Soc. Trop. Med. Hyg.; 103: 1024-1030.

King C.H. (2009): Toward the elimination of schistosomiasis. N. Engl. J. Med.; 36 (2): 106-109.

Knudsen G.M., Medzihradszky K.F., Kee-Chong L., Hansell E., e James H.M. (2005): Proteomic analysis of *Schistosoma mansoni* cercarial secretions, molecular &cellular proteomics; page 1862.

Kojima S. (1998): Schistosomiasis in: Topley and Wilson s microbiology and microbiological infections. 9th Ed. 5: 479-505.

Laclette J.P., Shoemaker C.B., Richter d., Arcos L., Pante N., Cohen C. ***et al.*** **(1992):** Paramyosin inibe o complemento c1. J. Immunol; 148: 124-128.

Laemmli U.K. (1970): Clivagem de proteínas estruturais durante a montagem da cabeça do bacteriófago T4. Nature; 227: 680685.

Leiper R. (1918): Citado em El-Zayadi A. (2004): Curse of schistosomiasis on Egyptian liver. World J. Gastroenterol; 10(8): 1079-1081.

Leite L.A., Domingues A.L., Lopes E.P., Ferreira R.D., Da Fonseca C.S., Dos Santos B.S. e Lima V.L. (2013): Relação entre esplenomegalia e achados hematológicos em pacientes com esquistossomose hepatoesplênica. Rev. Bras. Hematol. Hemoter.; 35(5):332-336.

Lewis F.A., Kennell C.J. e James S.L. (1987): Imunidade induzida por vacina em ratos contra a infeção por *S. mansoni* traickle cercarial. Am. J. Trop. Med.Hyg.; 37: 98-105.

Liang Y.S., Bruce J.I. e Boy D.A. (1987): Cultivo laboratorial de caracóis vectores de esquistossomas e manutenção dos ciclos de vida dos esquistossomas. Proc. First Sino-Amer. Symp., 1: 34-48.

Loukas A., Jones M.K., King L.T., Brindley P.J. e Mcmanus D.P. (2001): Recetor para Fc nas superfícies dos esquistossomas. Infect.Immun.; 69: 3646-3651.

Mahmoud A.A.F. (1996): Schistosomiasis in: Cecil textbook Medicine (ed), Bennet, Plum, Gill, Kakko, Madell, Ockner e Smith. 20th Ed. W.B. Saunders Comp. Filadélfia; 1927- 1931.

Maizels R.M. e Bundy D.A.P. (1993): Modulação imunológica e evasão por helmintos

parasitas em populações humanas. Nature; 365: 797-805.
Marta G.C., Silva L.F., Peralta R.H.S., Barreto M.G.M. e Peralt J.M. (2013): Esquistossomose em áreas de baixa endemicidade: uma nova era no diagnóstico. Trends in Parasitol.; 29(2): 75-82.
McCarthy E., Stack C., Donnelly S.M., Doyle S., Mann V. H., Brindley P.J. *et al.* (2004): Leucine aminopeptidase of the human blood flukes, *Schistosoma mansoni* and *Schistosoma japonicum*. Int. J. Parasitol; 34: 703-714.
McCarthy J., Lustigman S., Yang G.J., Barakat R., Garcia H.H., Sripa B. *et al.* (2012): A research agenda for helminth diseases of humans: Diagnósticos para programas de controlo e eliminação, diagnósticos para a esquistossomose. PLoS. Negl. Trop. Dis.; 6(4): e1601.
McKerrow J.H., Newport G. e Fishelson Z. (1991): Recente visão sobre a estrutura e função da proteinase larval na infeção do hospedeiro por parasita multicultural. Proc. Soc. Explt. Boil. Med.; 197: 119-124.
McKerrow J.H., Caffrey C.R., Kelly B., Loke P. e Sajid M. (2006): Proteases in parasitic diseases. Annu. Rev. Pathol.; 1: 497-536.
Midizi N., Butterworth A.E., Mduluza T., Munyati S., Deelder A.M. e Van Dam G.J. (2009): Utilização de tiras de antigénio catódico circulante para o diagnóstico da esquistossomose urinária. Trans. Roy. Soc. Med. Hyg.; 103: 45-51.
Moore D.L., Grove D.I. e Warren K.S. (1977): O granuloma do ovo de *Schistosoma mansoni*: Quantificação da população celular. J. Pathol, 121: 41-50.
Mountford A.P. (2005): Aspectos imunológicos da esquistossomose. Parasite Immunol. 27(7-8): 243-246.
Mulvenna J., Moertel L., Jones M.K., Nawaratna S., Lovas E.M., Colgrave M. *et al.* (2009): Proteínas expostas do tegumento *de Schistosoma japonicum*. Int. J. Parasitol; 40: 543-554.
Murray P.R. (2005): Respostas imunitárias a agentes infecciosos: resposta imunitária específica a parasitas. In: Murray, P.R.; Rosenthal, F.S. e Pfaller, M.A. (eds). Medical Microbiology, (5th Ed). El Seveir Mosby. 1600 jhon f. kennedy boulevard, suite 1800 philadelphia, pennsylvenia. P.151.
Noya O., Fermin Z., De Noya B.A., Losada S., Colmenares C., e Hermoso T. (1995): Resposta imune humoral de crianças com esquistossomose crónica reconhecimento isotipo de antigénios de vermes adultos. Parasite Immunol. 17: 319-328.
Noya O., Alarcon de Noya B., Losada S., Colmenares C., Guzman C., Lorenzo M.A. e Bermudez H. (2002): Diagnóstico laboratorial da esquistossomose em áreas de baixa transmissão: revisão de uma linha de pesquisa. Mem. Inst. Oswaldo Cruz; 97(1): 167-169.
Nunn J. F. e Tapp E. (2000): Tropical diseases in ancient Egypt: Trans. R. Soc. Trop. Med. Hyg.; 94: 147-153.
Oliveira E.J., Kanamura H.Y. e Lima D.M. (2005): Eficácia de um ensaio imunoenzimático como ferramenta diagnóstica para esquistossomose *mansônica* em indivíduos com baixa carga de vermes. Mem.Inst. Oswaldo Cruz, Rio de Janeiro; 100(4): 421-425.
Oliveira S.C., Fonseca C.T., Cardoso F.C., Farias L.P. e Leite L.C. (2008): Avanços recentes na pesquisa de vacinas contra a esquistossomose no Brasil. Ata. Trop.; 108: 256-262.
Oliver-Gonzalez J. (1954): Anti-egg precipitins in the serum of humans infected with *Schistosoma mansoni*. J. Infect. Dis.; 95: 86-91.
Osman K.M.Z. (2008): Respostas radioimunológicas de ratinhos infectados com *Schistosoma* e possível tratamento medicamentoso. Tese de Mestrado. Universidade Al-Azhar.

Palmer P.E. (1998): Schistosomiasis. Semin. Roentgenol.; 33(1): 6-25.
Pardo J., Carranza C., Turrientes M. C., Arellano J. L. P., Velez R. L., Ramajo V., e Muro A. (2004): Utilidade de antigénios de vermes adultos de *Schistosoma bovis* para o diagnóstico da esquistossomose humana por ensaio imunoenzimático e técnicas de electroimunotransferência blot Clin. Diagn. Lab Immunol.; 11(6): 1165-1170.
Parslow T.G. e Bainton D.F. (1997): Imunidade inata. In: Medical immunology, Sities, D.P.; Terr, A.I. e Parslow, T.G. (eds). Appleton and Lange, EUA, 25-42.
Peralta R.H., Melo D.G., Goncalves M.M., D'Andrea P.S., Rey L., Machado-Silva J.R. e Peralta J.M. (2009): Estudos sorológicos em *Nectomys squamipes* demonstram a baixa sensibilidade dos exames coprológicos para o diagnóstico da esquistossomose. J. Parasitol; 95(3):764-6.
Piraga (1908): Citado em Katz N. (2008): A descoberta da esquistossomose *mansoni* no Brasil. Ata. Trop.; 108(2-3):69-71.
Polman K., Diakhate M.M., Engels D., Nahimana S., Van Dam G.J. e Falcao Ferreira S.T. (2000): Especificidade da deteção de antigénio circulante para *Schistosoma mansoni* no Senegal e no Burundi. Trop. Med. Int. Health; 5: 534-537.
Pontes L.A., Dias-Neto E. e Rabello A. (2002): Deteção por reação em cadeia da polimerase de DNA de *Schistosoma mansoni* em soro e fezes humanas. Am. J. Trop. Med. Hyg.; 66(2): 157162.
Poulain-Godefroy O., Gaubert S., Lafitte S., Capron A. e Grzych J.M. (1996): Respostas de imunoglobulina A na esquistossomose murina, papel estimulador dos antigénios do ovo. Infect. Immunol.; 64:763-8.
Prado J., Carranza C., Turrientes M.C., Perez Arellano J.L., Lopez Velez R., Ramajo V. e Muro a. (2004): Utilidade dos antigénios de vermes adultos de *Schistosoma bovis* para o diagnóstico da esquistossomose humana através de técnicas de ensaio imunoenzimático e de electroimunotransferência. Clin. Diagn. Lab. Immunol.; 11: 1165-1170.
Rabello A.L. (1997): Diagnosticando a esquistossomose. Mem. Inst. Oswaldo Cruz; 9(5): 669-676.
Rai S.K., Uga S., Kataoka N. e Matsumura T. (1996): Atlas de Parasitologia Médica, capítulo Helmintos do Sangue e dos Tecidos, 1st Ed, página 65.
Richter D., Harn D.A. e Motuschka A. (1995): Irradiated cercariae vaccine model; Looking on the bright side of radiation. J. Parasitol; 11(8): 288-293.
Richter D., Incani e Harne D.A. (1993): Respostas isotípicas a antigénios de vacinas candidatas em soros protectores obtidos de ratos vacinados com cercárias irradiadas de *S. mansoni.* J.Infect. Immunol., 61:3003-3011.
Robijn M.L., Wuhrer M., Kornelis D., Deelder A.M., Geyer R. e Hokke C.H. (2005): Mapeamento de epítopos fucosilados em glicoproteínas e glicolípidos de *Schistosoma mansoni* cercariae, vermes adultos e ovos. J.Parasitol; 130(Pt 1):67-77.
Ross A.G., Bartley P.B., Sleigh A.C., Olds G.R., Li Y., Williams G.m. e Mcmanus D.P. (2002): Schistosomiasis.N. Engl. J. Med.; 346: 1212-1220.
Rossi C. L., Tsang V.C.W., e Pilcher J.B. (1991): Rapid, low- technology field- and laboratory-applicable enzyme-linked immunosorbent assays for immunodiagnosis of *Schistosoma mansoni*. J. Clin. Microbiol.; 1836-1841.
Salter J.P., Choe Y., Albrecht H., Franklin C., Lim K.C., Craik C.S. e McKeerrow J.H. (2002): Cercarial elastase is encoded by a functionally conserved gene family across multiple species of schistosomes. J. Biol. Chem.; 277: 24618-24624.
Santiago N. e Hillyer G.V. (1988): Perfis de anticorpos por EITB e ELISA de bovinos e ovinos infectados com *Fasciola hepatica*. J. Parasitol; 74: 810 - 818.
Schmidt G.D., Roberts L.S. e Janovy J. (2009): Trematoda: forma, função e classificação dos digenéticos. In: fundamentos de parasitologia, 8th Ed, capítulo 15: 219-

245.
Shi Y.E., Jiang C.F., Han J.J., Li Y.L. e Ruppel A. (1990): *Schistosoma japonicum*: Uma vacina cercarial atenuada por ultravioleta aplicável no campo para búfalos de água. Exp. Parasitol .; 71:100-106.
Shompole S. e Jasmer D.P. (2001): As cisteíno-proteases do tipo catepsina B reforçam a atividade intestinal da cisteíno-protease em *Haemonchus contortus*. J. Biol. Chem.; 276: 2928-2934.
Shousha A.T. (1949): Qouted from Julius M.A. and Ernst S. (1953): On African Schistosomiasis. Trans. R. Soc. Trop. Med. Hyg.; 47(6): 451-502.
Siringo S., Bolondi L., Gaiani S., Sofia S., Zironi G., Rigamonti A. *et al.* (1994): Timing of the first variceal hemorrhage in cirrhotic patients: Avaliação prospetiva da fluxometria Doppler, endoscopia e parâmetros clínicos. Hepatol.; 20: 66-73.
Smith H., Doenhoff H., Atiken C., Bailey W., Ji M. e Dawson E.M. (2012): Comparação de antigénios cercarianos solúveis *de Schistosoma mansoni* e antigénios solúveis de ovos para serodiagnóstico de infecções por esquistossomas. PLoS Neg. Trop. Dis.; 6(9):e1815
Steinmann P., Keiser J., Bos R., Tanner M. e Utzinger J. (2006): Schistosomiasis and water resources development; systematic review, meta-analysis and estimates of people at risk. Lancet Infect. Dis.; (6):411-25.
Sulahian A., Garin Y. J. F., Verret C., Delaunay P., Gool T. V., e Derouin F. (2005): Desenvolvimento e avaliação de um kit de western blot para o diagnóstico da esquistossomose. Clin. Diag. lab. Immunol.; 12 (4): 548-551.
Tarp B., Black F.T. e Peterson E. (2000): O teste de anticorpos por imunofluorescência (IFAT) para o diagnóstico da esquistossomose utilizado numa área não endémica. Trop. Med. Int. Health; 5(3): 185-191.
Thieman W.J., Palladino M.A. e Cummings B. (2009): Introdução à Biotecnologia. 2nd Ed.
Tosswill J.H.C. e Ridley D.C. (1986): An evaluation of the ELISA for schistosomiasis in a hospital population. Trans. R. Soc. Trop. Med. Hyg.; 1986; 80:435-8.
Towbin H., Stachelin T. e Gordon J. (1979): Electrophoretic transfer of proteins from polacrylamide gels to nitrocellulose sheets: Procedimento e algumas aplicações. Proc. Nat. Acad. Sci. USA. (179): 4350 - 4354.
Tsang V.C.W. e Wilkins P. P. (1991): Immunodiagnosis of schistosomiasis: Rastreio com FAST-ELISA e confirmação com immunoblot. Clin. Lab. Med. 11:1029-1039.
Turner P., Lalloo K., Bligh J., Armstrong M., Whitty C.J.M., Doenhoff M.J. e Chiodmi P.L. (2004): Especificação serológica de infecções por esquistossomas humanos por ELISA com um painel de três antigénios .J.Clin.Pathol.; (57): 1193-6.
Valli L.C.P., Kanamura H. Y., Da Silva R. M., Rodrigues R., e Dietze A. D. R. (1999): Schistosomiasis *mansoni*: Immunoblot analysis to diagnose and differentiate recent and chronic infection. Am. J. Trop. Med. Hyg. 61:302-307.
Van Gool T., Vetter H., Vervoort T., Doenhoff M. J., Wetsteyn J., e Overbosch D. (2002): Serodiagnóstico da esquistossomose importada por uma combinação de um teste comercial de hemaglutinação indireta com antigénios de vermes adultos de *Schistosoma mansoni* e um ensaio de imunoabsorção enzimática com antigénios de ovos de *S. mansoni*. J. Clin. Microbiol. 40:3432-3437.
Van Lieshout L., Polderman A.M. e Deelder A.M. (2000): Immunodiagnosis of schistosomiasis by determination of the circulating antigens CAA and CCA, in particular in individuals with recent or light infections. Ata Trop. 23; 77(1):69-80.
Vennervald J.B., Kahama A. e Reimert C.M. (2000): Assessment of morbidity in *Schistosoma haematobium* infection: current methods and future tools. Ata. Trop.; 77: 81-89.
Viana I.R.C., Sher A., Carvalho O.S., Massara C.L., Eloi-Santos S.M., Pearce E.J.

***et al.* (1994):** Produção de interferon-c por células mononucleares do sangue periférico de moradores de uma área endêmica para *Schistosoma mansoni*. Trans. R. Soc. Trop. Med. Hyg.; 88: 466-470.
Voller A., Bidwell E.D., Huldt G. e Engvall E. (1974): Um método de microplaca de ensaio de imunoabsorção enzimática e sua aplicação à malária. Bull. Wid. Health.Org.; 57: 209-211.
Weiss L.M., Wood G.S., Trela M., Warnke R.A. e Sklar J. (1986): Populações clonais de células T na papulose linfomatóide. Evidência de uma origem linfoproliferativa para uma doença clinicamente benigna. N. Engl. J. Med.; 21; 315(8):475-9.
OMS (1991): Técnicas de recolha, preparação e exame de amostras, amostra fecal: In (Basic laboratory methods in medical parasitology) " 1 -Parasitology - laboratory manuals" secção 1. Genebra, impresso na Índia, impresso em Inglaterra; 10-23.
OMS (2012): Preparando-se para eliminar a esquistossomose com o aumento da doação de praziquantel da Merck KGaA.118-122.
Wuhrer M., Dennis R.D., Doenhoff M.J., Bickle Q., Lochnit G., Geyer R. (1999): Caracterização imunoquímica dos antigénios glicolipídicos *de Schistosoma mansoni*. Mol. Biochem. Parasitol. 155: 155-169.
Yang L.L., Lv Z.Y., Hu S.M., He S.J., Li Z.Y., Zhang S.M. *et al.* (2009): *Schistosoma japonicum*: análise proteómica de proteínas diferencialmente expressas de cercárias atenuadas por radiação ultravioleta em comparação com cercárias normais. Parasitol Res.; 105(1):237-48.
Zhu F.C (2005): Immunodiagnosis and its role in schistosomiasis control in China: A review. Ata. Tropica.; (96): 130-6.
Zongli Q., Ping L., Zhaojun W., Van Dam G. e Deelder A. (2001): Isolamento e deteção específica de dois antigénios circulantes principais associados ao intestino do *Schistosoma*. Chinese Med. J.; 114: 614-617.
(http://www.nhm.ac.uk/nature-online/ species-of-the-day/scientific- advances/ *disease/schistosoma-mansoni* /lifecy cl e/index. html).
Acedido em 12/11/2014.
http://www.infektionsbiologie.ch/seiten/modellparasiten/seiten/schistoso ma/steckbrief schisto.html). Acedido em 12/11/2014.
http://www.infektionsbiologie.ch/seiten/modellparasiten/seiten/schistoso ma/steckbrief schisto.html4-sporocysts). Acedido em 12/11/2014.
http://www.path.cam.ac.uk/~schisto/schistosoma/schisto distribution.htm l). Acedido em 28/10/2014.
http://www.path.cam.ac.uk/~schisto/schistosoma/schisto ciclo de vida xisto osomula.html). Acedido em 12/11/2014
http://www.usca.edu/biogeo/zelmer/parasit/trema/). Acedido em 1-112014.
http://www.who.int/schistoomiasis/resources/EMROreportSchistosomiasi s.pdf.2007). Acedido em 12/11/2014.

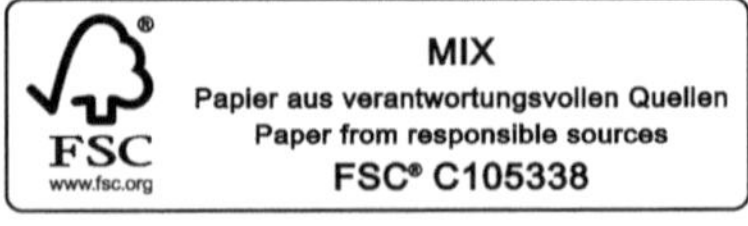

Printed by Books on Demand GmbH, Norderstedt / Germany